Mit freundlicher Empfehlung überreicht durch

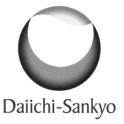

Daiichi-Sankyo

Evidenzbasierte Therapie der Osteoporose

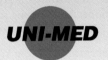

UNI-MED Verlag AG
Bremen - London - Boston

Faßbender, Walter Josef:
Evidenzbasierte Therapie der Osteoporose/Walter Josef Faßbender.-
2. Auflage - Bremen: UNI-MED, 2008

© 2006, 2008   by UNI-MED Verlag AG, D-28323 Bremen,
                International Medical Publishers (London, Boston)
                Internet: www.uni-med.de, e-mail: info@uni-med.de

Printed in Europe

Die Erkenntnisse der Medizin unterliegen einem ständigen Wandel durch Forschung und klinische Erfahrungen. Die Autoren dieses Werkes haben große Sorgfalt darauf verwendet, daß die gemachten Angaben dem derzeitigen Wissensstand entsprechen. Das entbindet den Benutzer aber nicht von der Ver-
pflichtung, seine Diagnostik und Therapie in eigener Verantwortung zu bestimmen.

Geschützte Warennamen (Warenzeichen) werden nicht besonders kenntlich gemacht. Aus dem Fehlen
eines solchen Hinweises kann also nicht geschlossen werden, daß es sich um einen freien Warennamen
handele.

UNI-MED. Die beste Medizin.

In der Reihe UNI-MED SCIENCE werden aktuelle Forschungsergebnisse zur Diagnostik und Therapie wichtiger Erkrankungen "state of the art" dargestellt. Die Publikationen zeichnen sich durch höchste wissenschaftliche Kompetenz und anspruchsvolle Präsentation aus. Die Autoren sind Meinungsbildner auf ihren Fachgebieten.

Vorwort und Danksagung zur 2. Auflage

Erkrankungen des muskuloskelettalen Systems sind weltweit eine zunehmende Ursache für Schmerzsyndrome, Körperfunktionseinschränkungen und verminderte Lebensqualität.

Die Osteoporose ist ein gesellschaftlich und ökonomisch prioritäres Gesundheitsproblem. Osteoporotische Frakturen führen nicht nur zu irreversiblen Einbußen an Lebensqualität und Behinderungen, sie sind auch mit erheblichen medizinischen, psychosozialen und ökonomischen Folgen belastet. Für die Betroffenen resultieren in hohem Maße Folgemorbidität, Pflegebedürftigkeit und eine erhöhte Mortalität. Der zunehmenden Brisanz dieses Problems hat sich die Weltgesundheitsorganisation WHO angenommen, die für diese Dekade die Osteoporose auf die Liste der zehn wichtigsten Erkrankungen gesetzt hat, und das erste Jahrzehnt dieses Jahrtausends als "The Bone and Joint Decade 2000–2010" ausgerufen hat.

In den letzten Jahren sind diagnostische und therapeutische Verfahren entwickelt worden, die eine effektive und ökonomisch vertretbare Sekundärprävention und Therapie der Osteoporose nach einer osteoporotischen Fraktur und gezielte Maßnahmen bei Patienten mit einem sehr hohen Frakturrisiko ermöglichen. Vor diesem Hintergrund sind vom Dachverband Osteologie der deutschsprachigen osteologischen Fachgesellschaften S3-Leitlinien zur Prophylaxe, Diagnostik und Therapie der Osteoporose erstellt und im Jahr 2006 aktualisiert worden.

Im vorliegenden Buch werden die Grundlagen der evidenzbasierten Medizin, die Entstehung der Osteoporoseleitlinien und die evidenzbasierte Diagnostik bei Osteoporose dargestellt. Im Therapieteil werden die einzelnen zur Verfügung stehenden Therapeutika mit ihren zugrunde liegenden Wirksamkeits- und Sicherheitsdaten sowie Empfehlungsgraden beschrieben.

Das Ziel dieses Buches ist es, eine aktuelle, praktische und evidenzbasierte Darstellung der Diagnostik, Prävention und Therapie der Osteoporose zu geben, dies vor dem Hintergrund, den betroffenen Patienten eine zeitgemäße, wirksame und medizinisch hochwertige Empfehlung zur Prävention und Behandlung ihrer Erkrankung anbieten zu können.

Essen, im Mai 2008

Prof. Dr. Johannes Pfeilschifter

Autoren

Monika Bode
Rhein-Sieg-Klinik
Abteilung für Orthopädie und Osteologie
Höhenstraße 30
51588 Nümbrecht

Kap. 3.

Dr. Ulrich Deuß
Endokrinologische Gemeinschaftspraxis
Weißhausstraße 28
50939 Köln

Kap. 8.

Priv.-Doz. Dr. Walter Josef Faßbender, M. Sc.
Abteilung für Innere Medizin
Hospital zum Heiligen Geist
Akademisches Lehrkrankenhaus der Universität Düsseldorf
Von-Broichhausen-Allee 1
47906 Kempen

Kap. 1., 2.

Prof. Dr. Peyman Hadji
Universitätsklinikum Giessen und Marburg – Standort Marburg
Klinik für Gynäkologie, gynäkologische Endokrinologie und Onkologie
Pilgrimstein 3
35037 Marburg

Kap. 6., 7.

Prof. Dr. Peter Herbert Kann
Bereich Endokrinologie und Diabetologie
Universitätsklinikum Giessen und Marburg – Standort Marburg
35033 Marburg

Kap. 10.1.

Prof. Dr. Andreas Kurth
Orthopädische Universitätsklinik Stiftung Friedrichsheim
Sektion Orthopädische Onkologie und Osteologie
Marienburgstr. 2
60528 Frankfurt

Kap. 5.

Dr. Anja Müller
Schaubstr. 16
60596 Frankfurt

Kap. 5.

Priv.-Doz. Dr. Christopher Niedhart
Orthopädische Praxis
Lieckerstr. 23
52525 Heinsberg

Kap. 9.

Prof. Dr. Klaus M. Peters
Rhein-Sieg-Klinik
Abteilung für Orthopädie und Osteologie
Höhenstraße 30
51588 Nümbrecht

Kap. 3.

Prof. Dr. Johannes Pfeilschifter
Evangelisches Krankenhaus Lutherhaus
Medizinische Klinik I
Hellweg 100
45276 Essen

Vorwort

Priv.-Doz. Dr. Stephan Scharla
Praxis für Innere Medizin und Endokrinologie
Salinenstraße 8
83435 Bad Reichenhall

Kap. 4.

Dr. Ulla Stumpf
Klinik für Unfall- und Handchirurgie
Universitätsklinikum Düsseldorf
Moorenstraße 5
40225 Düsseldorf

Kap. 10.2.

Dr. Volker Ziller
Universitätsklinikum Giessen und Marburg – Standort Marburg
Arbeitsbereich gynäkologische Endokrinologie, Reproduktionsmedizin und Osteologie
Klinik für Gynäkologie, gynäkologische Endokrinologie und Onkologie
Pilgrimstein 3
35037 Marburg
Kap. 6.

Inhaltsverzeichnis

5.   Therapie der Osteoporose mit Bisphosphonaten   48

6.   Raloxifen (SERM) in der Therapie der postmenopausalen Osteoporose   56

7.   Hormontherapie (HT) im Rahmen der Prävention der postmenopausalen Osteoporose   64

1. Evidenzbasierte Medizin – Grundlagen und Anwendung

1.1. Einführung

Evidenzbasierte Medizin (EBM) ist in den letzten Jahren zu einer internationalen Bewegung geworden, welche Medizinern weltweit die zu einem Indikationsbereich bestehenden Erkenntnisse nutzbar machen möchte. Hier wird für die Behandlung der aufgrund der aktuellen Datenlage bestmögliche Grad angestrebt.

> Zu diesem Zweck werden weltweit relevante Arbeiten in medizinischen Datenbanken erfasst und themenbezogen einer Gegenüberstellung und Analyse (systematische Reviews) unterzogen. Ergebnis dieser Analysen ist jeweils die Beurteilung eines Therapieverfahrens oder eines Arzneimittels, für welches unter Berücksichtigung bestimmter Umstände und nach spezifischer Datenlage eine nachgewiesene Wirksamkeit besteht.

Qualitätssicherung und evidenzbasierte Medizin (EBM) sind in der Medizin zu ubiquitär vorkommenden Schlagworten geworden. Bis vor wenigen Jahren blieb der Ansatz "*evidence based medicine*" in Deutschland einer kleinen Gruppe von Fachleuten vorbehalten welche die Entwicklung im Ausland frühzeitig verfolgt und auch für Deutschland nachvollzogen hatten. EBM verbindet mit den Worten des wesentlichen Vaters, David Sackett, die bestverfügbare wissenschaftliche Evidenz mit der klinischen Erfahrung des Behandlers [1]. Der Begriff der evidenzbasierten Medizin wird z.Zt. fast inflationär benutzt, wozu nicht zuletzt die politischen Rahmenbedingungen beitragen, auch die Beauftragung der AWMF (*Arbeitsgemeinschaft der Wissenschaftlichen Medizinischen Fachgesellschaften*) zur flächendeckenden Erstellungen medizinischer Leitlinien, wie auch die nun vollzogene Einführung des pauschalierenden Entgeltsystems in der stationären Versorgung (*Diagnosis Related Groups*, DRGs). Auch vor dem Hintergrund der Einführung von Disease Management Programmen, vor welchen die Bundesregierung 2001 unter ausdrücklichem Hinweis auf evidenzbasierte Leitlinien verweist, treten Philosophie und Methodik der EBM vermehrt in das Licht des öffentlichen Interesses.

Ziel dieses einführenden Kapitels in diesem Buch ist es, einen Überblick über evidenzbasierte Medizin (EBM) von der Definition bis zu Zukunftsprognosen zu geben, verbunden mit einer tieferen Erläuterung der Bedeutung dieses Konzepts. So werden im Folgenden der Begriff *evidence based medicine* näher erläutert sowie Hintergründe und Ziele von EBM dargestellt. Die historische Entwicklung von EBM wird gestreift, um sich im Weiteren mit dem eigentlichen Konzept von EBM zu befassen, wobei auch Probleme und Lösungen erörtert werden sollen. Dies beinhaltet auch die Würdigung von Institutionen und Plattformen, z.B. der bekanntesten und wichtigsten, der *Cochrane Collaboration*.

1.2. Grundlagen

1.2.1. Der Begriff der EBM-Definition

Die Bezeichnung EBM verbindet die beste verfügbare wissenschaftliche Evidenz mit der klinischen Erfahrung des Behandlers und erfährt heutzutage eine fast inflationäre Nutzung [2]. Während die Grundlagen der EBM in Form der klinischen Epidemiologie in den USA und Kanada verbreitet waren, wurden sie in politischer Hinsicht in Großbritannien entwickelt [3]. Dies bedeutet, dass die medizinische Versorgung zunehmend auf gesicherten Erkenntnissen (*evidence*) aufbauen und ein entsprechender Informationsstand unter den Ärzten und auch in der Bevölkerung erreicht werden sollte. Dieser Versuch, der stärker an gesichertem Wissen orientierten Behandlungsansätze wurde als "EBM" bezeichnet [4]. Zur Förderung der EBM wurde in Oxford ein "*Center for EBM*" gegründet und mit Professor D. Sackett, dem bekannten Medizinstatistiker und Epidemiologen, besetzt. Daraus entwickelte sich eine "*evaluative culture*", d. h. das Selbstverständnis, medizinische Leistungen besser als bislang überprüfbar zu machen.

EBM ist somit auch ein Ausdruck und Instrument einer Rationalisierungswelle der Medizin. Hier ist

Rationalisierung mit dem Doppelsinn gemeint, "*das Vernünftige sparsam tun*" [5].

Hierbei bedeutet das Vernünftige, das positive Resultat (Zweck- und Wirkungsrationalität) in einer Gruppe von Patienten im Vergleich zu einer Kontrollgruppe. EBM ist somit zweck- und nicht wertrational orientiert. Im Vordergrund steht die klinische und epidemiologische Effektivität und nicht die ökonomische Effizienz medizinischen Handelns [5].

EBM als Handlungswissenschaft unterstellt die Grundorientierung des Empirismus, Konsequentialismus und Probabilismus (☞ Tab. 1.1).

EBM - Grundorientierungen	
Empirismus	Überzeugung, dass Indikationsregeln alleine durch experimentell und/oder durch systematische Beobachtung gewonnener Daten begründet werden können
Konsequentialismus	Überzeugung, dass es dabei alleine auf die Folgen medizinischen Handelns ankommt und dass naturwissenschaftliche Begründungen, Herkommen, Routine und "meine Erfahrung" eine nachgeordnete Rolle spielen
Probabilismus	Überzeugung, dass diagnostische, prognostische und therapeutische Aussagen keine absolute Wahrheit, sondern allein eine mehr oder weniger große Wahrscheinlichkeit für sich beanspruchen können

Tab. 1.1: Grundorientierungen der evidenzbasierten Medizin. Modifiziert nach Kunz, Ollenschläger, Raspe, Jonits, Kolkmann 2000: S. 46.

Der Begriff evidenzbasierte Medizin basiert auf dem Begriff "*evidence*" (= Nachweis) und beschreibt eine Methode wissenschaftlicher Kenntnis, die definierte Kriterien für eine Wertung von wissenschaftlichen Studien sowie deren Synthese zum Inhalt hat [6]. In der medizinischen Wissenschaft ist der Begriff evidence based oder übersetzt "*auf Beweisen beruhend*" eng mit Literatur, Statistiken, Daten und Zusammenführung von Informationen verbunden. Die daraus resultierenden Er-

kenntnisse werden in der klinischen Routineversorgung angewendet mit dem Ziel, die Behandlung von Patienten in Übereinstimmung mit dem derzeitigen Kenntnisstand zu optimieren [7]. Daher bilden Informations- und Wissensmanagement mit medizinischer Literatur, ihre kritische Bewertung und die Anwendung auf den konkreten Fall den Fokus der EBM im engeren Sinne [7,10].

Der namhafteste Repräsentant der EBM, David Sackett, definierte in einem berühmt gewordenen Editorial des British Medical Journal die EBM wie folgt:

> "*The conscentious, explicit, and judicious use of current best evidence in making decisions about the care of individual patients. The practice of evidence based medicine means integrating individual clinical expertise with the best available external evidence from systematic research*" [8].

In den folgenden Punkten werden die vier wesentlichen Merkmale näher dargestellt:

- *external evidence*
- *systematic research*
- *current best evidence*
- *integrating*

■ External evidence

Die Evidenzbasis der EBM leitet sich aus wissenschaftlich kontrollierten Erfahrungen ab. Dies bedeutet, dass die jeweils verfügbaren Ergebnisse klinisch-evaluativer Forschung die Evidenzbasis bilden. Hierbei stellt sich das Problem, dass die dementsprechenden Studien fast immer andernorts durchgeführt wurden und in der Vergangenheit erlangtes Wissen darstellen. Somit ist es wesentlich, dass diese Studien "importiert" und angepasst werden. Entsprechen Erkrankung, Patient und Behandlungssituation den Verhältnissen der "importierten" Studien, dann lassen sich somit die Chancen und Risiken einer Therapie vorab quantitativ schätzen [7]. Wenn es eine "externe" Evidenz gibt, muss es auch eine "interne" Evidenz geben. Externe Evidenz wird außerhalb der klinischen Situation gefunden, dies bedeutet somit, dass interne Evidenz in der klinischen Situation selbst zu suchen ist, z.B. in den Ergebnissen klinisch und technisch unterstützten Beobachtens und Messens, im Wiedererkennen typischer, markanter Krankheitssymptome und Krankheitsbilder, im Wahr-

nehmen eigener Effekte und im zwischenmensch-
lichen Verstehen und auch in pathophysiologi-
schem und psychopathologischem Erklären. Diese
beschriebenen Evidenzen sind nicht vorausset-
zungslos, sie müssen gebahnt und geübt werden, u.
a. durch externe Evidenz sowie durch pathophy-
siologisches Wissen, durch Überlieferung und Ler-
nen.

▪ Systematic research

Die Grundlage der EBM ist das Ergebnis von veröffentlichten systematischen Forschungsergebnis-
sen und Studien. EBM beruht somit auf der
"Zweckmäßigkeit" bzw. dem Nutzen klinischen
Handelns, gemessen an den Folgen jedes einzelnen
klinischen Handlungsschritts, beginnend bei der
Kontaktaufnahme und Begrüßung des Patienten
bis zur Beobachtung des Behandlungsverlaufs.

▪ Current best evidence

Unter diesem Begriff versteht man einerseits die
Zeitgebundenheit und andererseits die unterschiedlichen Qualitäten von empirischen Evidenzen. Was heutzutage als gute Evidenz gilt, kann
schon morgen überholt sein. Wenn es eine beste
bzw. sehr gute Evidenz gibt, müssen auch weniger
gute bzw. sehr schwache Evidenzen vorhanden
sein. Hierfür wurden *"levels of evidence"*-Skalen
eingeführt, wie sie schon seit längerer Zeit für therapeutische, zunehmend aber auch für diagnostische, prognostische und gesundheitsökonomische
Studien zu finden sind [9]. In diesem Zusammenhang gilt es, die *"best evidence rule"* zugrunde zu legen und nicht ohne Reflektion die erstbeste Evidenz zu übernehmen.

▪ Integrating

Die evidenzbasierte Medizin wird von Klinikern
für Kliniker entwickelt. Hierbei ist es wichtig, dass
die klinischen Erfahrungen nicht nur in Form der
eindrücklich erzählbaren Kasuistik, dem Gedächt-
nis und Gewissen der Klinik vorliegen, sondern
auch in Form systematisch registrierter Einzelfälle,
z.B. in einem Behandlungsregister. Dieser Typus
der Evidenz "externalisierte lokale Evidenz" ge-
winnt in der Zukunft immer mehr an Bedeutung.
"Lokal" ist diese Evidenz, weil sie aus der Registrie-
rung der Fälle in der eigenen Einrichtung entsteht.
"Externalisiert" ist sie, weil sie durch den Export
und die externe Speicherung von interner Evidenz,
z.B. in Form der eigenen Behandlungserfahrung
entsteht. Diese Erfahrungen können abgerufen,

statistisch verarbeitet und aggregiert veröffentlicht
werden, selbstverständlich auch, um Kostenträger
und Patienten von der Qualität des eigenen Handelns zu überzeugen. In der Vergangenheit hat sich
gezeigt, dass dieser Typus der überregionalen "ex-
ternalisierten Evidenz" zunehmend an Bedeutung
gewonnen hat, und dass dies auch im Rahmen interner und externer Qualitätssicherung und zur
Untersuchung der *"effectivness"*, der Zweckmäßigkeit medizinischer Leistungen unter Alltagsbedin-
gungen bedeutsam ist [7].

1.2.2. Warum EBM?

Der Hintergrund von EBM ist die Kombination
von Fachwissen und Erfahrung. In diesem Kontext
lassen sich persönliche Erfahrungen und Intuitio-
nen nicht durch theoretische Handlungskonzepte
vermitteln. Erforderliches Fachwissen ist generell
einem zeitlichen Wandel unterworfen, es wird
durch die aktuellen Forschungsergebnisse verän-
dert und geprägt, und im Rahmen der Weiterentwicklung verlangt es eine lebenslange Fortbildung.
Dies ist der wesentliche Punkt, wo EBM ansetzt
und Hilfestellung bei der Ermittlung der besten
klinischen Evidenz leistet. Letztendlich müssen jedoch Sachverstand, Erfahrung und Intuition darüber entscheiden, ob die Evidenz auf einen einzelnen Patienten anwendbar ist, und ob sie bei der
ärztlichen Entscheidung eine Grundlage bildet
oder nicht. Hier ist anzumerken, dass wir für mehr
als die Hälfte aller medizinischen Leistungen über
keinerlei wissenschaftlichen Nachweis ihrer Wirksamkeit verfügen. Hierzu gehört u.a. auch der Bereich der Komplementärmedizin.

Die evidenzbasierte Medizin kann u.a. diesen Defi-
ziten entgegenwirken, dies vor allem durch die Be-
reitstellung systematischer Übersichten von er-
fassten und kontrollierten Studien in Form von
"Reviews". Diese wissenschaftlich gesicherten Daten und Erkenntnisse unterstützen Ärzte bei der
medizinischen Entscheidungsfindung. Eine der
Teilaufgaben von EBM ist es somit, aus Einzelstudien wissenschaftlich abgesicherte Ergebnisse
durch Zusammenfassungen abzuleiten.

EBM baut auf folgenden Forderungen auf [10]:

- Medizinische Maßnahmen sollen in ihrer Wirksamkeit ausreichend geprüft sein ↔ Wirksamkeit von Therapien.
- Diagnoseinstrumente und Therapien sollen der Verdachtsdiagnose angemessen sein ↔ Auswahl von Diagnoseinstrumenten und Therapien.
- Bei ein und derselben Diagnose sollen gleiche bzw. ähnliche Methoden der Therapie oder Prävention angewandt werden ↔ Richtlinien für Therapien.
- Aus der Fülle wissenschaftlicher Publikationen sollen zu den jeweiligen Problemstellungen allgemein anerkannte Zusammenfassungen abgeleitet werden ↔ Review-Erstellung.

In einer Zeit zunehmender ökonomischer Bewertungen im Hinblick auf die Finanzierbarkeit von Gesundheitssystemen werden Kosten-/Nutzenüberlegungen hinsichtlich der Therapiemöglichkeiten zunehmend an Bedeutung gewinnen.

Ökonomische Bewertungen im Bereich der Medizin und die damit verbundene Rationierung von Leistungen und im Zusammenhang hiermit aufgeworfene Fragen der Ethik bedürfen einer sorgsamen Vorgangsweise und einer breiten Diskussion.

Gründe für EBM	• Überfluss an wissenschaftlicher Information • Widersprüchliche Studienergebnisse • Konsensus- und Expertenkonferenzen • Höhere methodische Anforderungen an Studien – erschwerte Beurteilbarkeit
Methodische Voraussetzungen für EBM	• Entwicklung der Technik der Metaanalyse • Datenverarbeitung als Voraussetzung der Literatursynthese • Abgrenzung der klinischen Epidemiologie • Internationale Kooperation • Erleichterte Kommunikation durch das Internet

Tab. 1.2: Gründe und methodische Voraussetzungen für EBM.

In der Tabelle 1.2 sind Grundlagen für die Entwicklung der evidenzbasierten Medizin sowie deren methodische Voraussetzungen zusammengefasst.

1.2.3. Historische Entwicklung und Hintergrund der EBM

Mit dem Ziel, dass Ärzten vor dem Hintergrund immer schneller wachsender Berge an medizinischer Information eine Entscheidungshilfe geboten wird, wurde Anfang der 90er Jahre der Begriff *evidence based medicine* an der McMaster Universität in Kanada geprägt. Zuvor lassen sich jedoch die Entwicklung und Ziele der Methoden, vor allem in den Zentren der klinischen Epidemiologie in den USA und Kanada, bis in die 70er Jahre zurückverfolgen. Die Wurzeln der EBM gehen maßgeblich auf Archie Cochrane zurück, der 1972 ein Buch veröffentlichte, welches die Möglichkeiten der EBM aufzeigte [11]. Hier wurde von ihm zum ersten Mal gefordert, dass Medizin auf eine solidere Basis zu stellen sei als auf die der rein klinischen Erfahrung der Ärzte. In der Folge wurde 1992 das erste *Cochrane-Center* in Oxford eröffnet, bis dato haben sich 12 Zentren mit 51 *Cochrane Review Groups* weltweit etabliert.

1.2.4. Zusammenfassendes Konzept (Vorgehensweise) der evidenzbasierten Medizin

Die Grundvoraussetzung für die Einbeziehung der bestmöglichen Evidenz in die klinische Praxis ist die Fähigkeit, diese in der Fachliteratur oder in wissenschaftlichen Datenbanken zu identifizieren, zu bewerten und auf den individuellen Fall klinisch anzuwenden. Dabei ist eine besondere Methodik unerlässlich.

Ausgehend von einem bestimmten Problem wird

- eine bestimmte Frage formuliert, die eine notwendige Recherche ermöglicht
- die relevante Literatur identifiziert und einer kritischen Würdigung unterzogen, wobei die Ergebnisse in praxisrelevante Angaben übersetzt werden
- das Ergebnis auf den einzelnen Patienten angewendet.

Gut formulierte und strukturierte Fragen sind die Voraussetzung, dass die weiteren Schritte der evidenzbasierten Medizin folgen können. Für gut strukturierte klinische Fragen gibt es vier Merkmale, die eine Frage beinhalten soll bzw. muss:

- Eine Beschreibung des Patienten/Problems
- Eine "Intervention" (dies kann eine Ursache, ein prognostischer Faktor, eine Behandlung etc. sein)
- Vergleichsmaßnahmen bzw. Vergleichsinterventionen
- Mögliche Zielpunkte, an denen man den "Erfolg" messen kann [14]

Diese Merkmale sollten berücksichtigt werden, damit die nächsten Schritte durchgeführt werden können; speziell das Festlegen einer Suchstrategie und die anschließende Literatursuche.

1. Schritt	Klinisches Problem
2. Schritt	Formulierung einer suchtauglichen Frage
3. Schritt	Festlegen der (neuen) Quelle für die Suche
4. Schritt	Festlegen der Suchstrategie
5. Schritt	Zusammenfassen der gefundenen Evidenz
6. Schritt	Sind die Ergebnisse hilfreich? - Lautet die Antwort hier *nein*, wird erneut bei Schritt 3 begonnen. - Lautet die Antwort *ja*, kann mit Schritt 7 fortgefahren werden.
7. Schritt	Implementierung und Disseminierung der zusammengefassten Evidenz
8. Schritt	Anwenden der Evidenz
9. Schritt	Evaluation

Tab. 1.3: Fragestellung: Wie funktioniert EBM? Modifiziert nach [12].

Nicht für jedes klinische Problem kann es sinnvoll sein, es evidenzbasiert zu erörtern. In der Tabelle 1.4 sind beispielgebend Fragen zusammengestellt, die beim Setzen von Prioritäten berücksichtigt werden sollen [13].

Allgemein	Speziell
Ist das Gesundheitsproblem der (eigenen) Praxis häufig?	Gibt es in der Literatur spezielle Anhaltspunkte dafür, dass man das Problem überhaupt wirksam angehen kann?
Hat das Problem für den Patienten schwerwiegende gesundheitliche Bedeutung?	Ist der Kreis der Patienten, die von der Maßnahme profitieren, hinreichend scharf umrissen?
Welchen Nutzen/welche Risiken hat die Maßnahme für den Patienten?	Gibt es für verschiedene Möglichkeiten vergleichbare Ergebnisparameter?
Welche Kosten/Belastungen entstehen für den Patienten/die Gesellschaft?	Sind die zur Diskussion stehenden Möglichkeiten tatsächlich durchführbar?

Tab. 1.4: Beispiel für Fragen, die beim Setzen von Prioritäten berücksichtigt werden sollen [13].

1.2.5. Literaturrecherche

Hierfür spielen die technischen Voraussetzungen eine sehr wichtige Rolle. Grundbedingung für eine strukturierte Informationsbeschaffung ist ein sehr schneller Zugang zu Informationsmedien und Grundkenntnisse in deren Anwendung.

Bei der Literaturrecherche unterscheidet man zwischen

- *Primärliteratur*
  Rückgriff auf klinische Originalliteratur
- *Sekundärliteratur*
  Veröffentlichungen, die einzelne, bereits publizierte Artikel, also Primärliteratur zusammenfassen und in strukturierter, komprimierter Form wiedergeben
- *Zusammenfassungen klinischer Studien*
  Zusammenfassung mehrerer Einzelstudien durch einen integrativen Ansatz, z.B. Metaanalysen, systematische Übersichtsarbeiten

1.2.6. Evidenzstufen und Selektion der Informationen mit der höchsten Evidenzstufe

Das Sortieren nach Evidenzstufen ist eine Qualitätsbewertung der gefundenen Literatur, bei dieser Bewertung sollte auf drei Punkte besonders geachtet werden:

- Die Basis für die Aussage muss möglichst umfassend sein, um systematische Verzerrungen zu minimieren.

- Die Erkenntnis muss auf transparente und nachvollziebare Weise gewonnen worden sein, um eine Bewertung durch den Leser zuzulassen.

- Die Information muss auch neueste Erkenntnisse auf adäquate Weise berücksichtigen.

Basierend auf diesen drei Bedingungen ergibt sich die Hierarchie der wissenschaftlichen Evidenz, die sich folgendermaßen gliedert [15] (☞ Tab. 1.5):

Stufe	Evidenz-Typ
Ia	*Stärkste Evidenz*: Evidenz aufgrund von Metaanalysen randomisierter, kontrollierter Studien
Ib	Evidenz aufgrund mindestens einer randomisierten, kontrollierten Studie
IIa	Evidenz aufgrund mindestens einer gut angelegten, kontrollierten Studie ohne Randomisierung
IIb	Evidenz aufgrund einer gut angelegten, quasi experimentellen Studie
III	Evidenz aufgrund gut angelegter, nicht experimenteller deskriptiver Studien (z.B. Vergleichstudien, Korrelationsstudien, Fallkontrollstudien)
IV	*Schwächste Evidenz*: Evidenz aufgrund von Berichten/Meinungen von Expertenkreisen, von Konsensuskonferenzen und/oder klinischer Erfahrung anerkannter Autoritäten

Tab. 1.5: Hierarchiestufen der wissenschaftlichen Evidenz.

An oberster Stelle dieser Hierarchie stehen systematische Übersichtsarbeiten, diese erfüllen alle zuvor genannten drei Punkte zur Qualitätsbewertung von Informationen. An letzter Stelle befinden sich Expertenmeinungen und Expertenberichte sowie beschreibende Studien, diese bieten weder Transparenz noch Reproduzierbarkeit.

1.3. Literatur

1. Sackett D, Rosenberg WMC, Muir Gray JA, Haynes RB, Richardson WS (1997): Evidence based medicine: what it is and what it isn´t; in: British Medical Journal; 312: 71-72

2. Schmacke N (2002): Evidenzbasierte Medizin: Fundament zur Vereinbarung individueller Therapieziele. GGW 2 (4); 16-25

3. Sackett DL, Richardson WS, Rosenberg W, Haynes RB. Deutsch von R. Kunz) (1999): Evidenzbasierte Medizin. EBM-Umsetzung und -Vermittlung. W. Zuckschwerdt-Verlag, Germering. ISBN 3-88603-637-5

4. Weingart O. (2002) Evidenzbasierte Medizin: Grundlage ärztlichen Handelns. Deutsches Ärzteblatt 99 (41): A-2685

5. Kunz R, Ollenschläger G, Raspe H, Jonitz G, KolkmannF-W (2000). Lehrbuch evidenzbasierter Therapie in Klinik und Praxis, Deutscher Ärzteverlag Köln: 42

6. Lauterbach KW, Schrappe M (Hrsg.) (2001): Gesundheitsökonomie, Qualitätsmanagement und Evidence-based Medicine – eine systematische Einführung, Schattauer Verlag Stuttgart: 58

7. Plattner G, Rigler S (2004) Evidence Based Medicine, Seminararbeit aus Volkswirtschaftslehre, WS2003/2004, Wirtschaftsuniversität Wien

8. Kunz R, Ollenschläger G, Raspe H, Jonitz G, KolkmannF-W (2000). Lehrbuch evidenzbasierter Therapie in Klinik und Praxis, Deutscher Ärzteverlag Köln: 39

9. http://wwwcebm.jr2.ox.ac.uk

10. Frank W, Seethaler J (1999). Evidence based medicine in der Prävention und Therapie, Wien: Bundesministerium für Arbeit, Gesundheit und Soziales, Republik Österreich Sektion VIII

11. Cochrane AL. Effectiveness and Efficiency. Random Reflections on Health Services (1972), British Medical Journal. The Nuffield Provincial Hospitals Trust

12. Eichhorn S, Seelos HJ, von der Schulenburg JM (2000). Krankenhausmanagement, Urban und Fischer Verlag, München-Jena: 233

13. Perleth M, Antes G (1998). Evidenzbasierte Medizin – Wissenschaft im Praxisalltag, MMV München: 15

14. Kunz R et al. (2001). Entwicklung eines Gegenstandskatalogs als Basis einer reproduzierbaren Ausbildungsqualität in evidenzbasierter Medizin; in: Zeitschrift für ärztliche Fortbildung und Qualitätssicherung, 95, 371-375

15. Kunz R, Ollenschläger G, Raspe H, Jonitz G, KolkmannF-W (2000). Lehrbuch evidenzbasierter Therapie in Klinik und Praxis, Deutscher Ärzteverlag Köln: 91

2. Die DVO-Leitlinie zur Osteoporose – Eckpunkte der Entwicklung

2.1. Warum benötigen wir Leitlinien für die Osteoporose?

Osteoporose wurde lange Zeit mit dem Knochenabbau im Alter gleichgesetzt [1]. Dieses Konzept ist heute nicht mehr haltbar. Sowohl auf der Grundlage pathophysiologischer als auch klinischer und epidemiologischer Studien wird Osteoporose gegenwärtig als systemische Skeletterkrankung verstanden, die sich in einer verminderten Bruchfestigkeit des Knochens und erhöhtem Frakturrisiko äußert. Zugrunde liegen eine kritisch reduzierte Knochenmasse und eine Auflösung der knöchernen Mikroarchitektur.

> Definiert ist die Krankheitsentität Osteoporose als eine "systemische Skeletterkrankung, bei der es über eine kritische Verminderung der Knochenmasse und Störung der knöchernen Mikroarchitektur zu einer verminderten Bruchfestigkeit des Knochens kommt" (WHO 1994). Klinisch äußert sich dies in den beiden Manifestationsformen der Wirbelkörperfraktur und der meist durch einen Sturz ausgelösten peripheren Fraktur.

Osteoporose gilt als Volkskrankheit, gesicherte Angaben zur Prävalenz und Versorgungsrealität dieser Erkrankung fehlten lange Zeit. Mittlerweile liegen aber die Ergebnisse der BoneEVA-Studie vor mit Angaben zur Prävalenz, Diagnosestellung und Behandlungsrealität. Die Datenanalyse ergab, dass bundesweit etwa 7,8 Millionen Menschen im Alter ab 50 Jahren an Osteoporose leiden. Damit ist rund ein Viertel der Bevölkerung dieser Altersgruppe betroffen. Etwa 83% davon sind Frauen. Die Prävalenz steigt bei beiden Geschlechtern im Alter stark an. Trotzdem ist die Wahrnehmung der Erkrankung Osteoporose in Deutschland gering. Die Diagnose wurde seltener gestellt als erwartet, nur ein Bruchteil der Osteoporose-Patienten erhielten eine spezifische Therapie. Trotz steigender Erkrankungsprävalenz nahm die Behandlungsprävalenz im Alter deutlich ab. Die Ergebnisse dieser Studie belegen, dass die medizinische Versorgung von Osteoporose-Patienten in Deutschland unbedingt verbesserungsbedürftig ist [2].

Epidemiologische Studien belegen, dass "Osteoporose" eine entscheidende Ursache für die exponenzielle Zunahme von Fragilitätsfrakturen beim älteren Menschen ist. Darunter zu verstehen sind Frakturen ohne Unfalltrauma, die in der Regel schon durch alltägliche Belastungen ausgelöst werden, z.B. Drehen, Bücken, Heben oder durch einen Sturz aus Stehhöhe. Akzentuiert wird dieses Gesundheitsproblem durch das Hinzutreten der Sturzkrankheit im Alter, die wiederum eine Folge altersassoziierter Multimorbidität ist [3].

Osteoporotische Frakturen sind mit erheblichen medizinischen, psychosozialen und ökonomischen Folgen belastet. Für die Betroffenen resultieren in einem hohen Maße Einbußen an Lebensqualität, Folgemorbidität, Pflegebedürftigkeit und erhöhte Mortalität. Für die industrialisierten Gesellschaften erwächst aus den Folgekosten osteoporotischer Frakturen im Zuge der Überalterung eine zunehmende sozioökonomische Belastung (☞ oben). Eine exakte Einschätzung der gesamtgesellschaftlichen Belastung ist derzeit nicht möglich, da in Deutschland keine Frakturregister geführt werden, und nur die Schenkelhalsfraktur eine weitgehend komplette Erfassung über die Statistik bei Krankenhausentlassung gestattet. Hinzu kommt, dass verfügbare Daten der offiziellen Versorgungsstatistik (z.B. Arbeitsunfähigkeit, vorzeitige Berentung) dem vorwiegend beim älteren Menschen auftretenden Krankheitsbild nicht gerecht werden, Versorgungsdaten in relevanten Bereichen (z.B. Pflege) fehlen, und Einbußen an Lebensqualität nicht berücksichtigt werden.

Die zunehmende Brisanz des Problems der Fragilitätsfrakturen aufgrund der demographischen Entwicklung in den kommenden Jahrzehnten war mit der Grund dafür, warum die WHO die Osteoporose in dieser Dekade auf die Liste der 10 wichtigsten Erkrankungen gesetzt hat.

Eckpunkte zur sozialmedizinischen Bedeutung des Krankheitsbildes Osteoporose sind in der Tab. 2.1 zusammengefasst.

Klinische Problemstellung Osteoporose
• Klinisch stumm bis zum Auftreten von Frakturen
• Kein geeigneter Screening-Test
• Krankheitsfolgen sozialmedizinisch bedeutsam
- Frakturen ohne Hochenergietrauma
- häufig beim älteren Menschen
- hohe Folgemorbidität, Invalidität, Pflegebedürftigkeit
• Multifaktorielle Pathogenese
• Überlagerung durch Sturzproblematik

Tab. 2.1: Sozialmedizinische Bedeutung des Krankheitsbildes Osteoporose.

Repräsentative Untersuchungen zur Versorgungssituation von Patienten mit osteoporotischen Frakturen bzw. hohem Frakturrisiko existieren bislang kaum [4]. Auf der Basis von

• klinischen Fallserien [5,6,7]

• Verordnungsanalysen [4] sowie

• einer jüngsten Auswertung von Krankenkassendaten in Nordrhein-Westfalen [8]

zeichnet sich jedoch das Bild einer mangelnden diagnostischen Abklärung und Therapie von Patienten mit osteoporotischen Frakturen ab. Auf der anderen Seite hat sich ein zum Teil innerhalb, zum Teil auch außerhalb der kassenärztlichen Versorgung stattfindender wachsender "Markt" unterschiedlicher diagnostischer Maßnahmen zur Früherkennung der Osteoporose entwickelt, hier besteht eine problematische Heterogenität bezüglich Qualität und Aussagekraft angewandter Verfahren [9].

In den letzten Jahren sind diagnostische und therapeutische Verfahren entwickelt worden, die eine effektive und ökonomisch vertretbare Therapie der Osteoporose nach einer osteoporotischen Fraktur und gezielte Maßnahmen bei Patienten mit einem sehr hohen Frakturrisiko ermöglichen. Von einer Umsetzung dieser Diagnostik- und Therapiemaßnahmen ließe sich sowohl eine Senkung der Frakturrate und der Folgeschäden als auch der damit verbundenen Kosten erwarten. Bis 2003 gab es im deutschsprachigen Raum kein standardisiertes Versorgungskonzept für eine Sekundärprophylaxe von osteoporotischen Frakturen und für

die Identifikation von Hochrisikopersonen. Die Versorgung weist eine erhebliche Variabilität auf. Gründe hierfür sind u. a. widersprüchliche Aussagen zur Diagnostik, widersprüchliche Empfehlungen zur Therapie, fehlende Zuständigkeiten, ein mangelndes Bewusstsein der einzelnen Fachrichtungen gegenüber diesem sehr komplexen Problem und Einschränkungen der Vergütung. Ein gleichzeitiges Vorliegen von Fehl-, Über-, und Unterversorgung ist die Folge. Dabei ist das Interesse von Ärzten und Patienten an einer einheitlichen Entscheidungshilfe gerade auf diesem Gebiet sehr groß.

Nach der Definition des Sachverständigenrates für die konzertierte Aktion im Gesundheitswesen (SVR KAiG, Gutachten 2000/2001, Band III) muss somit von erheblicher Fehl- und Unterversorgung im Bereich der Osteoporose ausgegangen werden [10]. Die Gründe hierfür sind vielfältig. Neben strukturellen Ursachen (mangelnde Vergütung; unzureichende Definition von Zuständigkeiten und Schnittstellen zwischen Hausärzten und Fachärzten sowie zwischen ambulanter und stationärer Versorgung) und mangelndem Verständnis für ein interdisziplinär anzugehendes Gesundheitsproblem, spielt offenbar unzureichende Information und Verwirrung angesichts widersprüchlicher Experten-Empfehlungen eine Hauptrolle. Bis 2003 existierte im deutschsprachigen Raum zu diesem Problemkreis keine evidenzbasierte und konsentierte Leitlinie der 3. Entwicklungsstufe nach AWMF und ÄZQ zur Diagnostik, Behandlung oder gar Prophylaxe der Osteoporose.

2.2. Ziele, methodische Basis und Eckpunkte der neuen DVO-Leitlinie 2006 für Diagnostik und Therapie der Osteoporose

2006 wurde die aktualisierte Osteoporose-Leitlinie verabschiedet und veröffentlicht. Sie wurde vom *Dachverband deutschsprachiger wissenschaftlicher Gesellschaften der Osteologie* (DVO) als evidenzbasierte S3-Konsensusleitlinie herausgegeben.

Neu ist, dass die postmenopausale Osteoporose und die Osteoporose im Alter gemeinsam dargestellt werden. Trotz der Besonderheiten im höheren Lebensalter überwiegen die Gemeinsamkeiten in Diagnostik, Prävention und Therapie. Neu ist auch die Berücksichtigung der Osteoporose bei Männern ab dem 60. Lebensjahr [11].

Ziel der Leitlinienempfehlungen ist es, auf der Basis einer transparenten Darstellung vorhandener und nicht vorhandener wissenschaftlicher Evidenz Orientierungshilfen für eine effektive und effiziente Primärversorgung von Patienten mit hohem Frakturrisiko zu liefern. Hierdurch sollen

- Frakturen verhindert
- klinische Resultate von Frakturen verbessert
- Lebensqualität und Funktionsfähigkeit der betroffenen Frauen erhalten und
- Kosten gesenkt

werden.

Um einer Partikularisierung von Interessen vorzubeugen und die Konsensfähigkeit der Leitlinienempfehlungen zu sichern, wurde ihre Erstellung vom Dachverband der deutschsprachigen osteologischen Fachgesellschaften (DVO) in Auftrag gegeben. Der DVO wurde 1999 unter Federführung von Herrn Prof. J. Pfeilschifter gegründet, der die Entwicklung der Leitlinien 2003 und auch die aktualisierte Leitlinie 2006 federführend begleitet und koordiniert hat.

Ein hoher qualitativer Standard in der Versorgung osteologischer Patienten ist ein wesentliches Anliegen des Dachverbands Osteologie (DVO). Der Dachverband ist die multidisziplinäre und länderübergreifende Vereinigung aller Fachgesellschaften Deutschlands, Österreichs und der Schweiz, die sich überwiegend oder mit einem wissenschaftlichen Schwerpunkt mit Knochenerkrankungen beschäftigen.

Der DVO setzt sich derzeit aus den folgenden Mitgliedsgesellschaften zusammen:

- *Deutsche Akademie der osteologischen & rheumatologischen Wissenschaften*
- *Deutsche Gesellschaft für Geriatrie*
- *Deutsche Gesellschaft für Gynäkologische Endokrinologie und Fortpflanzungsmedizin*
- *Deutsche Gesellschaft für Orthopädie und Orthopädische Chirurgie – Sektion Osteologie*
- *Deutsche Gesellschaft für Osteologie*
- *Deutsche Gesellschaft für Rheumatologie*

- *Deutsche Gesellschaft für Unfallchirurgie, Arbeitskreis Osteologie*
- *Deutsche Menopause Gesellschaft*
- *Interdisziplinäre Gesellschaft für orthopädische und unfallchirurgische Schmerztherapie*
- *Orthopädische Gesellschaft für Osteologie*
- *Österreichische Gesellschaft für Rheumatologie und Rehabilitation*
- *Österreichische Gesellschaft zur Erforschung des Knochens und Mineralstoffwechsels*
- *Schweizerische Vereinigung gegen die Osteoporose*
- *Sektion Knochenstoffwechsel (CRHUKS) der Deutschen Gesellschaft für Endokrinologie*

Eine Fülle wissenschaftlicher Ergebnisse wies bei der Entstehung der ersten Leitlinienversion 2003 darauf hin, dass eine Unterscheidung von drei Untergruppen der Osteoporose therapeutisch und prophylaktisch relevant sei:

- Postmenopausale Osteoporose
- Altersosteoporose und die
- Glucocorticoid-induzierte Osteoporose

als Hauptvertreter der sekundären Osteoporose-Formen. Zur Diagnostik und Therapie anderer und sekundärer Formen der Osteoporose nahmen die Leitlinien von 2003 keine Stellung. Es wurde hier auf die gesonderten Empfehlungen der Fachgesellschaften und Experten verwiesen. Im Unterschied zur DVO-Leitlinie aus dem Jahr 2003 werden die postmenopausale Osteoporose und die Osteoporose im Alter in der neuen Version 2006 der DVO-Leitlinie gemeinsam dargestellt.

Die Erarbeitung der Empfehlungen "Leitlinie 2003" erfolgte in drei multidisziplinären Arbeitsgruppen unter Federführung von Prof. Dr. Ludger Pientka, Bochum; Prof. Dr. Heiner Raspe, Lübeck; und Dr. Christa Scheidt-Nave, Göttingen.

■ Evaluation und Bewertung

Die Leitlinien wurde nach methodischen Vorgaben der ÄZQ, der AWMF und des *Scottish Intercollegiate Guidelines Network* (SIGN) nach den Kriterien der evidenzbasierten Medizin erstellt. Ihr liegt eine durch Schlüsselfragen gesteuerte systematische Recherche, Zusammenstellung und Bewertung der deutsch- und englischsprachigen medizinischen Literatur zu Grunde. Dabei wurden vor allem Leitlinien, HTA (*Health Technology Assessment*)-Berichte, Metaanalysen, systematische

Übersichtsarbeiten und randomisierte klinische Studien (RCT) sowie vor allem epidemiologische Kohortenstudien und Diagnostikstudien verwendet.

Die Recherchen wurden vor allem in den folgenden Datenbanken durchgeführt:

- *Health Technology Assessment*-Datenbanken: www.istahc.org (*International Society Of Technology Assessment In Health Care* [ISTHAC]); www.inahta.org (*International Network of Agencies for Health Technology Assessment* [INAHTA], www.dimdi.de)
- Leitliniendatenbanken: Zugriff über www.leitlinien.de (Internet-Seite der ÄZQ) und die dort angegebenen nationalen und internationalen Links
- *Cochrane Collaboration* (auch HTA-Datenbank)
- Medline
- Internet-Suchmaschinen, z.B. www.google.de

Identifizierte Literaturstellen wurden nach den Kriterien des *Scottish Intercollegiate Guidelines Network* (SIGN) nach Evidenzgrad und Qualität bewertet. Für Therapiestudien wurde eine direkte Zuordnung von Evidenzgrad (1++ bis 4) und Empfehlungsgrad (A bis D) vorgenommen. Für Fragestellungen, die methodisch nicht oder nur schwer durch eine RCT zu beantworten sind (z.B. zur Diagnose oder Prognose), konnte Studien nach diesen Kriterien nur ein Empfehlungsgrad von höchstens "B" zugeordnet werden. Dieses sollte bei Aussagen z.B. zu Risikofaktoren berücksichtigt werden. Für alle Empfehlungen war hierbei eine nachweisbare Reduktion der Frakturhäufigkeit das entscheidende Bewertungskriterium.

Qualitätsmerkmale zur Bewertung von RCTs waren ausreichende Stichprobengröße, valides und nachvollziehbares Randomisierungsprotokoll, Doppelblindmodus; *a priori* definierte Zielgrößen, valide Kontrollgruppe, Offenlegung der *drop-out-*

Evidenzgrade	
1++	Metaanalyse *oder* systematischer Überblick randomisierter kontrollierter Studien *oder* randomisierte kontrollierte Studien mit sehr guter Qualität.
1+	Gut durchgeführte Metaanalysen *oder* systematischer Überblick randomisierter kontrollierter Studien *oder* randomisierte kontrollierte Studien mit sehr niedrigem Risiko für Verzerrung (*bias*).
1-	Metaanalyse *oder* systematischer Überblick randomisierter kontrollierter Studien *oder* randomisierte kontrollierte Studien mit hohem Risiko für Bias der Studienergebnisse.
2++	Guter systematischer Überblick von Kohortenstudien *oder* Fall-Kontroll-Studien. Gute Kohortenstudien *oder* Fall-Kontroll-Studien mit einem niedrigen Risiko einer Verfälschung (*confounding, bias*) und einer hohen Wahrscheinlichkeit einer kausalen Beziehung.
2+	Gute Kohortenstudien oder Fall-Kontroll-Studien mit einem niedrigen Risiko einer Verfälschung (*confounding, bias*) und einer mäßigen Wahrscheinlichkeit einer kausalen Beziehung.
2-	Gute Kohortenstudien *oder* Fall-Kontroll-Studien mit einem hohen Risiko einer Verfälschung (*confounding, bias*) und einer niedrigen Wahrscheinlichkeit einer kausalen Beziehung.
3	Nicht-analytische Beobachtungsstudien wie z.B. Fallserien, Fallbeschreibungen.
4	Expertenmeinung, Konsensuskonferenz.
Empfehlungsgrad/Grundlage der wissenschaftlichen Evidenz	
A	Mindestens eine Studie des Evidenzgrades 1++ mit direkter Anwendbarkeit auf die Zielpopulation *oder* mehrere Studien des Evidenz-Levels 1+ mit konsistenten Ergebnissen und direkter Anwendbarkeit auf die Zielpopulation.
B	Studien bis zum Evidenzgrad 2++ mit konsistenten Ergebnissen und direkter Anwendbarkeit auf die Zielpopulation *oder* Extrapolation von Studien mit Evidenz-Level 1++ oder 1+.
C	Studien bis zum Evidenzgrad 2+ mit konsistenten Ergebnissen und direkter Anwendbarkeit auf die Zielpopulation *oder* Extrapolation von Studien mit dem Evidenzgrad 2++.
D	Evidenzgrad 3 oder 4 *oder* Extrapolation von Studien mit dem Evidenzgrad 2+.

Tab. 2.2: Evidenzgrade und Empfehlungsgrade der wissenschaftlichen Evidenz.

und Therapieabbruchrate und *intention-to-treat*-Analyse.

Auf der Grundlage der Recherchen wurde ein Rohentwurf der Langfassung der Leitlinien erstellt, dessen zentraler Bestandteil ausgehend von einer Fragestellung ein einfach zu implementierender Algorithmus für Diagnostik und Therapie ist.

Die erstellten Erstentwürfe wurden durch Ankündigung in Fachzeitschriften und den Mitteilungsorganen der DVO-Gesellschaften, dem Deutschen Ärzteblatt, anderen fachübergreifenden Publikationsorganen, durch Email-Benachrichtigung der Mitglieder der DVO-Gesellschaften und durch postalische Information aller in die Leitlinienarbeit nicht unmittelbar einbezogenen Experten und Meinungsbildner verbreitet. In die Disseminierung einbezogen waren die AWMF, die *Ärztliche Zentralstelle Qualitätssicherung*, die *Arzneimittelkommission der Deutschen Ärzteschaft*, die Berufsverbände der Allgemeinärzte Deutschlands, der Internisten, der Endokrinologen, der Rheumatologen, der Orthopäden und der Gynäkologen, die *Kassenärztliche Bundesvereinigung*, die Krankenkassenverbände und der *Bundesausschuss Ärzte und Krankenkassen*. Darüber hinaus wurden die Entwürfe in zahlreichen lokalen und nationalen Veranstaltungen der Fachgesellschaften, in Ärztezirkeln und vor Entscheidungsträgern der ärztlichen Selbstverwaltung und der Kassen präsentiert und diskutiert.

Die erste Version der Leitlinien wurde am 26.03. 2003 auf der Jahrestagung der deutschsprachigen osteologischen Fachgesellschaften "Osteologie 2003" in Göttingen durch den DVO verabschiedet und war unter den Internet-Adressen

- www.dv-osteologie.org und
- http://lutherhaus.de/osteo/leitlinien-dvo

einzusehen und als PDF-File abrufbar [12]. Die methodische Basis ist in der Tab. 2.3 zusammengefasst.

Basis der Empfehlungen
• Systemtische Recherche und Auswahl der Literatur
- LL-Datenbanken, Cochrane Library, Medline, Internet
- Leitlinien-/HTA-Berichte, syst. Reviews, Metaanalysen, RCT´s (Fraktur)
- *Suchbeschränkungen*: 1996 bis 6/2002, Deutsch und Englisch, "Human"
- *Ausschluss*: nur Frauen > 75 Jahre, nur Männer, nur Sturzproblematik, nur nicht-kaukasische Populationen, nur sekundäre Osteoporose
• Bewertung nach EBM-Kriterien
- Evidenzlevel 1 bis 4, Empfehlungsgrad A bis D
• Konsertierungsprozess nach ÄZQ-Richtlinien

Tab. 2.3: Basis der DVO-Leitlinienempfehlungen zur postmenopausalen Osteoporose März 2003.

Die Implementierung der Leitlinienempfehlungen wird wissenschaftlich begleitet, um ihren Erfolg zu prüfen und sie anhand der Ergebnisse zu optimieren. Akzeptanz, Praktikabilität und Effekt der Leitlinienempfehlungen im Hinblick auf Prozess- und Ergebnisqualität werden zunächst auf regionaler Basis evaluiert werden. Zur Prüfung langfristiger Effekte werden in Deutschland einige strukturelle Voraussetzungen benötigt. Hierzu zählt die Einrichtung von Frakturregistern, die über eine vollständige und standardisierte Dokumentation osteoporotischer Knochenbrüche ein Krankheits-Monitoring ermöglichen. Um den Eingang der wissenschaftlich gesicherten Erkenntnisse in die medizinische Versorgung zu gewährleisten und eine Rückmeldung zu Effektivität, Effizienz und Wirtschaftlichkeit von Interventionen zu sichern, bedarf es neuer Konzepte zur Evaluation der primärärztlichen Versorgung und der ambulant-stationären Schnittstellen. Bei der Beurteilung der Ergebnisqualität und in Kosten-Nutzen-Analysen muss zukünftig auch die Patientensicht einbezogen werden; in jüngster Zeit entwickelte Instrumente zur Erfassung der krankheitsspezifischen Lebensqualität bei Osteoporose-Patienten liefern hierfür Ansatzpunkte [13].

2.3. Was hat sich in der neuen Leitlinie 2006 im Vergleich zur ersten Version 2003 geändert?

Im Unterschied zu der DVO-Leitlinie aus dem Jahr 2003 werden die postmenopausale Osteoporose und die Osteoporose im Alter in der neuen Version der DVO-Leitlinie gemeinsam dargestellt [14]. Auf der einen Seite gibt es viele Besonderheiten im höheren Lebensalter, die für eine getrennte Leitlinie sprechen. So sind periphere Frakturen im höheren Lebensalter in der Regel das Ergebnis der Interaktion von neuromuskulärer Funktion (Sturz) und Knochenbeschaffenheit und erfordern deswegen die zusätzliche Berücksichtigung der Sturzkrankheit. Auf der anderen Seite gibt es viele diagnostische, prognostische und therapeutische Gemeinsamkeiten, die für eine gemeinsame Darstellung dieser beiden Osteoporoseformen sprechen. Die Arbeitsgruppe hat sich wegen der in weiten Teilen ähnlichen diagnostischen und therapeutischen Empfehlungen bei beiden Formen bei der Aktualisierung der Leitlinien für eine gemeinsame Darstellung entschieden unter Betonung der Besonderheiten, die das höhere Lebensalter mit sich bringt. Diese Besonderheit spiegelt sich schon in der zentralen Bedeutung des Lebensalters für die Empfehlungen zur Veranlassung diagnostischer und therapeutischer Maßnahmen wider.

Neu aufgenommen in die aktualisierte DVO-Leitlinie wurde auch die Diagnostik und Therapie der Osteoporose beim älteren Mann. Auch wenn die Studienlage zur Diagnostik und Therapie des Mannes gegenüber der postmenopausalen Frau immer noch schlechter ist, gibt es inzwischen hinreichend Daten, um auch für den älteren Mann Empfehlungen zur Prävention, Diagnostik und Therapie geben zu können.

Seit der Verabschiedung der DVO-Leitlinie im Jahr 2003 sind viele wichtige neue Ergebnisse aus epidemiologischen Studien in Bezug auf sich ergänzende Risikofaktoren für Frakturen publiziert worden. Diese Studienergebnisse erlauben zunehmend eine Risikoabschätzung auf der Grundlage einer Kombination aus mehreren unabhängigen klinischen Faktoren und der Knochenmineraldichte, bei der nicht mehr das relative Risiko der einzelnen Faktoren im Mittelpunkt der Risikobetrachtung und der Therapieentscheidung steht, sondern das absolute Frakturrisiko in einem definierten Zeitraum, das sich aus der Interaktion dieser Faktoren ergibt. Damit vollzieht sich derzeit in Bezug auf die Empfehlungen zur Durchführung diagnostischer und therapeutischer Maßnahmen auch in der Osteologie ein Übergang von einer relativen Risikobetrachtung und fixen Schwellenwerten einzelner Risikofaktoren wie der Knochenmineraldichte hin zu einer absoluten Risikobetrachtung mit variablen Schwellenwerten der einzelnen Risikofaktoren, wie er bereits bei kardiovaskulären Erkrankungen stattgefunden hat. Die 2006-Version der DVO-Leitlinie wird dieser neuen Risikobeurteilung gerecht. Viele "gewohnte" Handlungsabläufe ändern sich durch diese Umstellung von relativen auf absolute Frakturrisiken. Während die alte Version der Leitlinie das Frakturrisiko jüngerer Personen eher überbewertet hat, betont die neue Version der Leitlinie vor allem den bisher unzureichend in Anspruch genommenen Nutzen einer Diagnostik und Therapie im höheren Lebensalter.

Neben der Verbesserung der Frakturrisikobeurteilung hat es seit 2003 auch eine Fülle neuer Studien zur Therapie der Osteoporose gegeben. Mehrere neue Präparate sind seit 2003 zur Therapie der Osteoporose zugelassen worden (☞ nachfolgende Kapitel) und sind in die 2006-Version der Leitlinie einbezogen worden.

Schließlich hat es viele neue Studien zur Auswirkung osteoporotischer Frakturen auf die Morbidität und Mortalität der Betroffenen gegeben, die es erlauben, die Osteoporose als Krankheitsbild besser zu verstehen. Auch diese neuen klinischen Erkenntnisse sind in die neue Version der Leitlinie einbezogen worden.

2.4. Fazit

Die aktualisierte DVO-Leitlinie 2006 zur Osteoporose empfiehlt eine individuelle Risikoeinschätzung, bei der das Zusammenwirken aller Risikofaktoren bewertet wird. Als Interventionsschwelle für den Beginn einer medikamentösen Therapie gilt eine 30 %ige 10-Jahres-Wahrscheinlichkeit für das Auftreten von osteoporotischen hüftgelenksnahen Frakturen und Wirbelkörperfrakturen. In die Empfehlungen wurden die drei neuen Substanzen Strontiumranelat, Teriparatid und Ibandronat einbezogen.

Die Leitlinie kann in der Kurz- und Langfassung, sowie als Kitteltaschenversion von den Seiten des *Dachverbandes deutschsprachiger wissenschaftlicher Gesellschaften der Osteologie* (DVO) heruntergeladen werden.

2.5. Literatur

1. Scheidt-Nave C, Ziegler R, Raspe H (1998). Epidemiologie der Osteoporose. Med Klin 1998c; 93: Suppl II: 7-11.

2. Häussler B, Gothe H, Mangiapane S, Gleaske G, Pientka L, Felsenberg D (2006) Versorgung von Osteoporose-Patienten in Deutschland: Ergebnisse der BoneEVA-Studie. Dtsch Ärztebl 103 (39): A 2542-8

3. Scheidt-Nave V. Die sozioökonomische Bedeutung der Osteoporose. Bundesgesundheitsblatt 2001b; 44: 4151

4. Bestehorn KP, Zink A, Dreher R und Arbeitsgemeinschaft Regionaler Kooperativer Rheumazentren in der Deutschen Gesellschaft für Rheumatologie. ZaeFQ 2002; 96:699-704.

5. Kiebzak GM, Beinart GA, Perser K, Ambrose CG, Siff SJ, Heggeness MH. Undertreatment of osteoporosis in men with hip fracture. Arch Intern Med 2002; 162: 2217-2222.

6. Simonelli C, Killeen K, Mehle S, Swanson L. Barriers to osteoporosis identification and treatment among primary care physicians and orthopedic surgeons. Mayo Clin Proc 2002; 77: 334-338.

7. Simonelli C, Chen YT, Morancey J, Lewis AF, Abbott III TA. Evaluation and management of osteoporosis following hospitalization for low-impact fracture. J Gen Intern Med 2003; 18: 17-22.

8. Bestehorn KP, Raspe H, Götte S, Pientka L. Unzureichende Sekundärprävention nach hüftgelenksnaher Femurfraktur. Osteologie 2003; 12 (suppl 1): 30-31

9. Lühmann D, Kohlmann T, Lange S, Raspe H. Aufbau einer Datenbasis 'Evaluation medizinischer Verfahren und Technologien' in der Bundesrepublik - Die Rolle der Osteodensitometrie im Rahmen der Primär- Sekundär- und Tertiärprävention/Therapie der Osteoporose. Baden-Baden: Nomos, 1999

10. Sachverständigenrat für die Konzertierte Aktion im Gesundheitswesen. Bedarfsgerechtigkeit und Wirtschaftlichkeit: Über-, Unter- und Fehlversorgung. Gutachten 2000/2001, Band III.

11. Cauley JA (2002) The determinants of fracture in men. J Muscoloskelet Neuronal Interact 2: 220-221

12. Leitlinien des DVO: www.dv-osteologie.org oder http://lutherhaus.de/osteo/leitlinien-dvo/index.php

13. Tosteson A. Quality of life in the economic evaluation of osteoporosis prevention and treatment. Spine 1997; 22: 58S-62S.

14. Pfeilschifter J. 2. Auflage der DVO-Leitlinien Osteoporose, Langfassung, 16-17

3. Diagnosekriterien der Osteoporose unter Berücksichtigung aktueller Leitlinien

3.1. Einführung

Osteoporose ist nach der Definition des NIH *Consensus Development Panel on Osteoporosis* (2001) eine "systemische Skeletterkrankung, die durch niedrige Knochenmasse und verschlechterte Mikroarchitektur des Knochengewebes mit der Folge einer erhöhten Frakturgefährdung" charakterisiert ist.

Zur adäquaten Therapie bezüglich einer Reduzierung der Frakturrate ist die Kenntnis der Diagnosekriterien entscheidend. Es ist zwischen

- primären, osteoklastenhemmend und/oder osteoanabol zu behandelnden Osteoporosen und
- sekundären Osteoporosen, bei denen vorrangig die Primärursache zu therapieren ist

zu unterscheiden. Des Weiteren muss die Osteoporose differentialdiagnostisch von anderen Knochenerkrankungen abgegrenzt werden.

Entscheidend für die Diagnosestellung sind Anamneseerhebung, klinische Untersuchung, Knochenmineraldichtemessung mittels DXA, Laboruntersuchung und ggf. zusätzliche Beurteilung von Röntgenbildern der Brust- und Lendenwirbelsäule.

3.2. Die DVO-Leitlinie zur Osteoporose

Im Jahr 2000 begann der Dachverband der *Deutschsprachigen Wissenschaftlichen Osteologischen Gesellschaften* (DVO) mit der Erstellung von Leitlinien zur Osteoporosediagnostik und -behandlung. Es erfolgte eine umfangreiche systematische Analyse der vorhandenen Studien bezüglich Evidenzgrad und Qualität der Studien. 2003 konnte dann ein einheitliches Konzept zur Osteoporose vorgestellt werden, an dem sowohl sämtliche betroffenen Fachgruppen als auch die Patientenorganisationen beteiligt waren. Mittlerweile wurde die Leitlinie komplett überarbeitet und aktualisiert. Es entstand die S3-Leitlinie zur Prophylaxe, Diagnostik und Therapie der Osteoporose bei Frauen ab der Menopause und Männern ab dem 60. Lebensjahr.

Die Leitlinie empfiehlt die Durchführung einer Diagnostik bei einem mittleren hüftfrakturäquivalenten 10-Jahres-Risiko von mehr als 20 %. Dieses Risiko besteht bei folgenden Konstellationen:

- Vorliegen einer oder mehrerer osteoporotischer Wirbelkörperfrakturen (klinisch oder als Zufallsbefund)
- Patientenalter zwischen 60 und 79 Jahren bei Frauen und zwischen 70 und 80 Jahren bei Männern und Vorliegen eines der folgenden Risikofaktoren:
  - Periphere Fraktur nach Bagatelltrauma
  - Schenkelhalsfraktur eines Elternteils
  - Multiple Stürze
  - Nikotinkonsum
  - Immobilität
  - BMI unter 20
- Patientenalter über 70 Jahre bei Frauen und über 80 Jahre bei Männern auch ohne weitere Risikofaktoren
- Als Einzelfallentscheid bei peripheren Frakturen nach Bagatelltraumen bei Frauen unter 60 und Männern unter 70 Jahren

Außerdem wird eine Diagnostik bei Grunderkrankungen und Dispositionen empfohlen, die mit erhöhtem Frakturrisiko aufgrund der Entwicklung sekundärer Osteoporosen einhergehen. Als Beispiele werden angegeben:

- Hypogonadismus
- Hypercortisolismus
- Primärer Hyperparathyreoidismus
- Ausgeprägte Niereninsuffizienz
- Diabetes mellitus Typ I
- Malassimilation
- Systemische Gabe von Glucocorticoiden
- Einnahme von Antiepileptika
- Organtransplantation

Folgende, als Basisdiagnostik bezeichnete Diagnostik soll nach der DVO-Leitlinie bei erhöhtem Frakturrisiko durchgeführt werden:

- Anamnese
  - Rückenschmerzen
  - Funktionelle Einschränkungen
  - Erkrankungen mit Einfluss auf das Skelettsystem
  - Stürze und Frakturen
  - Familienanamnese
  - Medikamentenanamnese
  - Fragen zur Lebensführung (Nikotin, Ernährungsgewohnheiten, Sonnenlichtexpositon, körperliche Betätigung)
- Klinischer Befund
  - Körperliche Untersuchung
  - Körpergewicht
  - Körpergröße
  - Timed-up-and-go-Test, Tandem- oder Einbeinstand
  - ggf. zusätzlich geriatrisches Assessment
- Labor
  - Blutbild
  - BSG/CRP
  - Calcium
  - Phosphat
  - Eiweißelektrophorese
  - Kreatinin
  - Alkalische Phosphatase
  - Gamma-GT
  - TSH
- DXA-Messung: Als Standardverfahren wird die Messung von L1 bis L4 und am proximalen Gesamtfemur beidseits empfohlen. Als maßgebend gilt der niedrigste T-Wert.

Eine Röntgendiagnostik der Brust- und Lendenwirbelsäule in zwei Ebenen ist ggf. bei klinischem Verdacht auf eine Wirbelfraktur erforderlich.

Die Einleitung einer medikamentösen Therapie ist abhängig vom Ergebnis dieser Basisdiagnostik.

3.3. Anamneseerhebung

■ Schmerzanamnese

Die Symptome einer Osteoporose sind unspezifisch. Das Vorliegen einer Knochenmineraldichte-

minderung führt nicht zu Beschwerden. Bei Auftreten von Wirbelsinterungen können Schmerzen in der Brust- oder Lendenwirbelsäule auftreten. Bis zu 50 % der Wirbelkörperfrakturen sind allerdings asymptomatisch. Häufig ist die Ursache der angegebenen Rücken- und Kreuzschmerzen degenerativer Natur. Osteoporotische und degenerative Veränderungen liegen gerade beim alten Patienten häufig nebeneinander vor.

■ Sturzanamnese

Häufigkeit und Ursache von Stürzen sind zu erfragen, da Stürze in der Vorgeschichte das periphere Frakturrisiko erhöhen [3,4]. Ein erhöhtes Frakturrisiko besteht z.B. bei Morbus Parkinson, Paresen und Muskelatrophie. Aber auch bei Demenzentwicklung und kognitiven Einschränkungen treten gehäuft Stürze und damit auch Frakturen auf.

■ Frakturanamnese

Es ist gezielt nach bereits aufgetretenen Frakturen zu fragen (☞ Tab. 3.1). Diese werden vom Patienten häufig spontan nicht angegeben. Insbesondere prävalente Wirbelkörperfrakturen sind ein Risikofaktor für weitere osteoporotische Frakturen [5].

Osteoporosetypische Frakturen
• Wirbelfrakturen
• Proximaler Femur
• Handgelenk
• Proximaler Humerus
• Becken
• Rippen

Tab. 3.1: Osteoporosetypische Frakturen.

■ Familienanamnese

Es besteht eine genetische Disposition für Osteoporose. Zu den erblich beeinflussten skelettären Merkmalen zählen Knochenmineraldichte und Knochenmasse. Etwa 84 % der Knochenmasse sind erblich vorgegeben. Aber auch biochemische Marker des Knochenstoffwechsels sind in zahlreichen Arbeiten als Komponenten eines hereditären Einflusses beschrieben worden [6].

■ Fragen zur Lebensführung

Auch vom Patienten beeinflussbare Faktoren haben Einfluss auf Knochendichte und Frakturhäufigkeit. Die Patienten müssen daher nach Essgewohnheiten, körperlicher Aktivität, Aufenthaltsdauer im Freien und Nikotinkonsum befragt werden. Die DVO-Leitlinien empfehlen eine tägliche Calciumzufuhr von 1.200-1.500 mg Calcium täglich. Häufig nehmen insbesondere ältere Menschen deutlich weniger als diese empfohlene Menge zu sich. Ein zu hoher Phosphatanteil in der Nahrung führt zu verminderter Calciumresorption. Ein Zusammenhang zwischen geringer körperlicher Aktivität und Zunahme der osteoporotischen Knochenbrüche bei postmenopausalen Frauen wurde in mehreren Studien bestätigt [3,7]. Vitamin D-Defizite haben einen sturzfördernden Einfluss. Da in Mitteleuropa normalerweise 90 % des Vitamin D über die Haut synthetisiert werden, beugt ein regelmäßiger Aufenthalt im Freien einem Vitamin D-Mangel vor. Nach einer Metaanalyse von Vestergard [8] erhöht sich das Risiko für Wirbelkörper- und periphere Frakturen durch regelmäßigen Nikotinkonsum. Ein wesentlicher Einfluss von Kaffee auf die Knochendichte konnte bislang nicht nachgewiesen werden.

■ Medikamentenanamnese

Zahlreiche Medikamente können zur Knochenmineraldichteminderung führen (☞ Tab. 3.2).

Knochenmineraldichteminderung durch Medikamente	
• Systemische Corticoide	• Aluminiumhaltige Antacida
• Antibiotika	• Antihypertonika
• Antikonvulsiva	• Aromatasehemmer
• Chemotherapeutika	• Diuretika
• GnRH-Agonisten	• Heparin
• Marcumar	• Lithium
• Immunsuppressiva	• Schilddrüsen-hormone
• Histamin-2-Rezeptorantagonisten	

Tab. 3.2: Medikamente, die zur Knochenmineraldichteminderung führen können.

Andererseits können viele Medikamente die Sturzgefährdung des Patienten erhöhen. Hierzu zählen auch die häufig eingesetzten psychotropen Therapeutika (☞ Tab. 3.3). Eine Medikation mit mehr als 4 verschiedenen Medikamenten erhöht generell das Sturzrisiko. Daher ist eine umfassende Erhebung der eingenommenen Medikamente erforderlich.

Erhöhtes Sturzrisiko durch Medikamente	
• Benzodiazepine	• Neuroleptika
• Antidepressiva	• Antihypertensiva
• Diuretika	

Tab. 3.3: Medikamente, die das Sturzrisiko erhöhen.

Auch eine eventuell vorangegangene Osteoporosemedikation muss erfragt werden.

■ Vorerkrankungen

Zur Abgrenzung einer primären von einer sekundären Osteoporose ist nach *folgenden Vorerkrankungen* zu fragen: Hypogonadismus, Hypercortisolismus, primärer Hyperparathyreoidismus, Einnahme systemischer Glucocorticoide, ausgeprägte Niereninsuffizienz, Diabetes mellitus Typ 1, Malassimilation (z.B. Sprue, Colitis ulcerosa), rheumatoide Arthritis, Lactoseintoleranz.

3.4. Klinischer Befund

Die Körpergröße und die Armspannweite sollten gemessen werden und die maximale Körpergröße erfragt werden. Als signifikant gelten Größenabnahmen von 3 cm und mehr. Ursache der Größenabnahme können Wirbelkörpersinterungen sein. Eine Größenabnahme von mehr als 3 cm ist bei postmenopausalen Frauen nach einer Studie von Gunnes [9] mit einem fünffach erhöhten Risiko für Wirbelkörperfrakturen verbunden. Folge der Wirbelkörperfrakturen sind eine zunehmende Kyphosierung der Brustwirbelsäule (☞ Abb. 3.1a+b) und Vorwölbung des Abdomens.

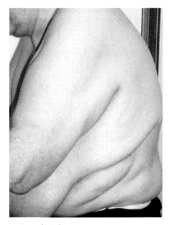

Abb. 3.1a: Rundrücken.

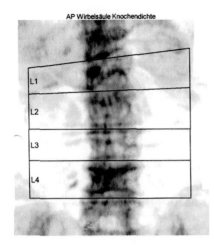
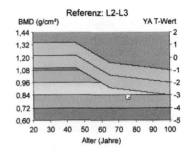

Bereich	BMD (g/cm²)	Junge Erw. T-Wert	Altersvergl. Z-Wert
L1	0,895	-2,0	-0,4
L2	0,875	-2,7	-1,1
L3	0,752	-3,7	-2,1
L4	1,017	-1,5	0,1
L1-L4	0,893	-2,4	-0,8
L2-L4	0,892	-2,6	-1,0

Abb. 3.1b: Die DXA-Messung der in Abb. 3.1a abgebildeten Patientin zeigt eine deutliche Minderung der Knochendichte, klinisch lag eine manifeste Osteoporose mit multiplen Frakturen vor.

Die vermehrte Kyphosierung kann bis zur schmerzhaften Berührung zwischen unterem Rippenbogen und Crista iliaca führen. Am Rücken treten typische Hautfalten (Tannenbaumphänomen, ☞ Abb. 3.2) durch die Wirbelsinterung auf. Die Extremitäten haben durch die Rumpfverkürzung eine relative Überlänge.

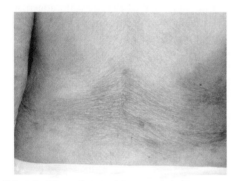

Abb. 3.2: Tannenbaumphänomen.

Folge der vermehrten Brustkyphose kann eine Einschränkung der Lungenkapazität sein. Durch den nach vorne verlagerten Körperschwerpunkt wird das Gangbild kleinschrittig und unsicher. Dies führt zu einem erhöhten Sturzrisiko. Zur Ermittlung des Sturzrisikos wird nach Leitlinie der *timed-up-and-go*-Test empfohlen, auch die Prüfung des Tandemgangs kann hierzu herangezogen werden. Da der Sturz ein multifaktorielles Geschehen ist, sollte zusätzlich ein neurologischer und internistischer Untersuchungsbefund herangezogen wer-

den sowie gegebenenfalls ein geriatrisches Assessment unter Einschluss einer Visusprüfung sowie einer Hörtestung und Prüfung von Hinweisen auf eine dementielle oder depressive Entwicklung.

3.5. Knochenmineraldichtemessung

Bei der Osteodensitometrie wird die Messung mittels der DXA-Methode in den Leitlinien als Standardverfahren empfohlen. Als Messparameter werden die T-Werte an der LWS (LWK 1 bis 4) und an den proximalen Gesamtfemora verwendet, wobei der jeweils niedrigste T-Wert zur Beurteilung herangezogen wird (☞ Abb. 3.3). Bei eingeschränkter Beurteilbarkeit der LWS müssen mindestens zwei der vier Wirbelkörper bezüglich der Knochendichte beurteilbar sein, um das Messergebnis verwenden zu können

Das Vorliegen degenerativer Veränderungen der Lendenwirbelsäule (☞ Abb. 3.4) oder Verkalkungen der Aorta abdominalis (☞ Abb. 3.5a+b) kann zu falsch hohen Knochendichtewerten im Bereich der Lendenwirbelsäule führen.

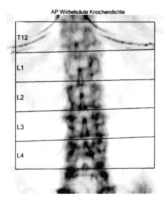

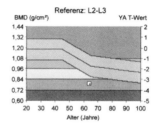

Bereich	BMD (g/cm²)	Junge Erw. T-Wert	Altersvergl. Z-Wert
L1	0,626	-4,2	-2,5
L2	0,731	-3,9	-2,2
L3	0,844	-3,0	-1,3
L4	0,919	-2,3	-0,7
L1-L4	0,790	-3,3	-1,6
L2-L4	0,838	-3,0	-1,4

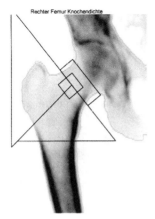

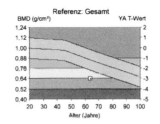

Bereich	BMD (g/cm²)	Junge Erw. T-Wert	Altersvergl. Z-Wert
Hals	0,645	-2,8	-1,3
Wards	0,483	-3,3	-1,3
Troch	0,487	-2,8	-1,9
Schaft	0,791	-	-
Gesamt	0,642	-3,0	-1,8

Abb. 3.3: DXA-Messergebnis einer Patientin mit manifester Osteoporose.

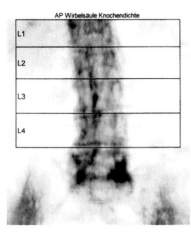

Bereich	BMD (g/cm³)	Junge Erw. T-Wert	Altersvergl. Z-Wert
L1	1,030	-0,8	0,7
L2	0,990	-1,8	-0,3
L3	1,018	-1,5	0,0
L4	1,097	-0,9	0,6
L1-L4	1,036	-1,2	0,3
L2-L4	1,037	-1,4	0,1

Abb. 3.4: Falsch hohe Kochenmineraldichtewerte in der DXA-Messung bei erheblichen degenerativen Veränderungen der Lendenwirbelsäule. Klinisch bestand bei der Patientin eine ausgeprägte Osteoporose mit multiplen Brustwirbelkörperfrakturen, Schenkelhalsfrakturen beidseits und Humeruskopffraktur rechts.

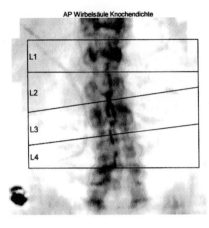

AP Wirbelsäule Knochendichte

Referenz: L2-L3

Bereich	BMD (g/cm²)	Junge Erw. T-Wert	Altersvergl. Z-Wert
L1	1,097	-0,3	1,4
L2	1,064	-1,1	0,6
L3	1,210	0,1	1,8
L4	1,043	-1,3	0,4
L1-L4	1,106	-0,6	1,1
L2-L4	1,109	-0,8	1,0

Abb. 3.5a: DXA-Messung der LWS.

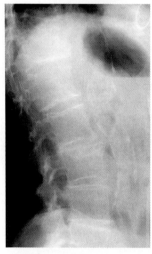

Abb. 3.5b: Seitliche Röntgenaufnahme der LWS zu Abb. 3.5a. Auch Verkalkungen der Aorta abdominalis führen zu falsch hohen Knochenmineraldichtemesswerten. Bei der Patientin bestand eine manifeste Osteoporose mit multiplen Wirbelkörperfrakturen und Schenkelhalsfraktur.

Die DXA-Messung ist die häufigste Messmethode in Diagnostik- und Therapiestudien sowie die Grundlage der WHO-Definition der Osteoporose [10].

3.6. Labordiagnostik

Das osteologische Basislabor umfasst Blutbild, BSG/CRP, Calcium, Phosphat, Eiweißelektrophorese, Kreatinin, alkalische Phosphatase, Gamma-GT und TSH.

Die Laboruntersuchung dient dem Ausschluss sekundärer Osteoporoseursachen, bei einer primären Osteoporose zeigen sich normale Laborparameter.

Zur weiteren Differenzierung einer Knochenmineraldichteminderung können zusätzliche Laboruntersuchungen erforderlich werden (☞ Tab. 3.4).

Laboruntersuchungen
• Testosteron
• FSH
• Estradiol
• Vitamin D
• Knochenumsatzparameter (z.B. Knochenspezifische Alkalische Phosphatase, Pyridinoline, Serum-CTX, Urin-CTX)

Tab. 3.4: Fakultative Laboruntersuchungen bei erniedrigter Knochenmineraldichte.

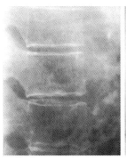 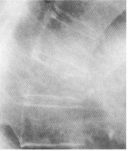 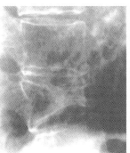 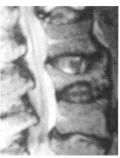

Rahmenstruktur   Deckplatteneinbruch   Keilwirbel   Plattwirbel

Abb. 3.6: Osteoporosetypische Wirbelkörperveränderungen in bildgebenden Verfahren.

3.7. Röntgenaufnahmen der LWS und BWS in zwei Ebenen

Nach DVO-Leitlinien ist die Röntgendiagnostik nur bei klinischem Verdacht auf Wirbelkörperfrakturen und zur Differentialdiagnose indiziert. Radiologische Zeichen einer Osteoporose werden erst bei 30 bis 40 % Verlust an Knochenmasse sichtbar. Es zeigt sich eine Rarefizierung der querverlaufenden Trabekel mit daraus resultierender Längsstreifung und eine Transparenzerhöhung der Wirbelkörper mit Entstehung einer Rahmenstruktur. Die Frakturierung der Wirbel ist häufig ein kontinuierlicher Prozess, der mit leichter Zunahme der Konkavität der Wirbelkörperabschlussplatten beginnt und über Keil- und Fischwirbel bis zum vollständigen Wirbelkörperkollaps führt, der sich im Röntgenbild als Plattwirbel darstellt (☞ Abb. 3.6).

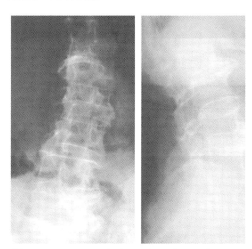

Abb. 3.7: Röntgenaufnahme der LWS mit degenerativen Veränderungen. LWS a.p. (**links**) und LWS seitlich (**rechts**).

Die häufig ebenfalls vorliegenden degenerativen Veränderungen der Lendenwirbelsäule zeichnen sich durch das Auftreten von Spondylophyten, Osteochondrosen, Spondylarthrosen und Pseudospondylolisthesen aus (☞ Abb. 3.7).

Bei speziellen Fragestellungen ist zusätzlich eine MRT oder Szintigraphie erforderlich.

3.8. Differentialdiagnosen

Wegen der unterschiedlichen Behandlung ist die Abgrenzung der primären von der sekundären Osteoporose wichtig. Bei ca. 20 % der Frauen und über 50 % der Männer lässt sich eine sekundäre Ursache eruieren.

◼ Osteomalazie

Bei der Osteomalazie handelt es sich um eine Mineralisierungsstörung des Knochengewebes durch Vitamin D-Mangel. Es kommt zu einer Zunahme der nicht mineralisierten Knochenmatrix. Radiologisch zeigt sich eine verwaschene Knochenstruktur. Die typischen Looserschen Umbauzonen, die als senkrecht zum Schaft ziehende Aufhellungslinien imponieren, sind nur selten zu finden.

◼ Osteogenesis imperfecta

Im Gegensatz zur Osteoporose findet sich eine Beteiligung extraossärer Gewebe. Es treten häufig Frakturen bereits im Kleinkindalter auf. Radiologisch zeigen sich Verschmächtigungen und Verbiegungen der langen Röhrenknochen mit verminderter Corticalisdicke.

◼ Hyperparathyreoidismus

Sowohl beim primären als auch beim sekundären Hyperparathyreoidismus können radiologisch knöcherne Veränderungen wie bei der Osteoporose vorliegen. Zusätzlich finden sich jedoch subperiostale Resorptionsherde und insbesondere am Handskelett subperiostale Resorptionen. Bei ausgeprägter ossärer Manifestation imponieren solitäre oder multiple Osteolysen im spongiösen Knochen, die durch sog. braune Tumoren aufgrund einer herdförmig gesteigerten Osteoklastenaktivität hervorgerufen werden.

■ **Maligne oder entzündliche Knochenveränderungen**

Es ist stets auch an ein Plasmozytom zu denken, das neben den typischen radiologischen Veränderungen (reaktionslose Osteolysen) auch eine diffuse Knochenmineraldichteminderung zeigen kann.

Bei Wirbeldestruktionen sind stets maligne oder entzündliche Ursachen auszuschließen. Bei entsprechendem Verdacht sollte frühzeitig eine MRT erfolgen.

3.9. Literatur

1. Die Leitlinien des Dachverbandes Osteologie zur Osteoporose 2003/2004.

2. Prophylaxe, Diagnostik und Therapie der Osteoporose bei Frauen ab der Menopause, bei Männern ab dem 60. Lebensjahr. S3-Leitlinie des Dachverbands der Deutschsprachigen Wissenschaftlichen Osteologischen Gesellschaften e.V. 2006

3. Albrand G.,Munoz F. et al. Independent predictors of all.osteoporosis-related fractures in healthy postmenopausal woman: the OFELY study. Bone 2003 Jan.32(1): 78-85

4. DEGAM-Leitlinie Nr. 4: "Ältere Sturzpatenten", omicron publishing, Düsseldorf 2004

5. Kanis J.A. et.al. A meta-analysis of previous fracture and subsequent fracture risk. Bone 2004 Aug; 35(2): 375-82

6. Barbara M. Obermayer-Pietsch Genetik des Knochenstoffwechsels. In: K.M. Peters, D.P. König, Fortbildung Osteologie I. Steinkopffverlag, 2006

7. Bonaiuti D. et al. Exercise for preventing and treating osteoporosis in postmenopausal woman (Cochrane Review). Cochrane Database Syst.Rev. 2002;(3);CD000333

8. Vestergard P.,Mosekilde L. Fracture risc assiociated with smoking: a metaanalysis. J Intern Med. 2003 Dec; 254(6):572-583

9. Gunnes M et al. The relationship between anthropometric measurements and fractures in woman. Bone, 1996 Oct. 14(4); 407-13

10. Assessment of fracture risk and its application to screening for postmenopausal osteoporosis. Report of a WHO Study Group. World Health Organ Tech Rep Ser. 1994; 843:1-129

4. Basistherapie der Osteoporose mit Calcium und Vitamin D

4.1. Einführung

Die Supplementation von Calcium und Vitamin D zur Vorbeugung und begleitenden Therapie der Osteoporose wird oft als Basistherapie bezeichnet. Dieser Begriff kann missverstanden werden, weil in der Rheumatologie der Begriff "Basistherapie" mit den spezifischen, krankheitsmodulierenden Medikamenten zur Behandlung der rheumatoiden Arthritis assoziiert wird.

> Die Sicherstellung der ausreichenden Versorgung mit Calcium und Vitamin D stellt dagegen keine spezifische Therapie der Osteoporose dar, sondern ist vielmehr die Grundlage für die optimale Wirksamkeit von Osteoporosemedikamenten. Bei Patientengruppen, bei denen ein Mangel an Calcium und/oder Vitamin D ein wesentlicher pathogenetischer Faktor für die Osteoporose darstellt, kann eine Supplementation mit Calcium und Vitamin D bereits ohne Zusatzmedikation zu einer Senkung des Frakturrisikos führen.

Aufgrund der geringen Kosten einer Supplementation mit Calcium und Vitamin D sind auch breit gestreute Präventionsstrategien zur Frakturrisikosenkung für Risikogruppen (z.B. ältere Menschen) denkbar. Im Folgenden werden die pathogenetischen Grundlagen für die Wirkweise der Calcium/Vitamin D-Therapie dargestellt und die wissenschaftliche Evidenz für den Einsatz von Calcium und Vitamin D in der Prävention und Therapie der Osteoporose belegt.

4.2. Rolle von Calcium und Vitamin D für den Mineral- und Knochenstoffwechsel

Das Skelett des Erwachsenen enthält ca. 1.000 g an Calcium. Nur ca. 10 g sind in der extrazellulären Flüssigkeit und im Weichteilgewebe enthalten.

Die Serumkonzentration von Calcium liegt zwischen 2,1 und 2,6 mmol/l und wird konstant gehalten. Die intrazelluläre Konzentration von Calcium liegt im Bereich von 10^{-6} M.

Mit der Nahrung nimmt der Erwachsene ca. 1.000 mg Calcium täglich auf. Davon werden ca. 825 mg wieder mit dem Stuhl ausgeschieden. Die Nettoaufnahme aus dem Darm beträgt somit nur ca. 175 mg täglich. Über den Primärharn werden ca. 10.000 mg glomerulär filtriert, aber 9.825 mg wieder rückresorbiert, so dass der Nettoverlust 175 mg täglich beträgt und somit der enteralen Nettoaufnahme entspricht (ausgeglichene Bilanz). Mit dem Skelettsystem werden täglich 500 mg ausgetauscht (ausgeglichene Bilanz).

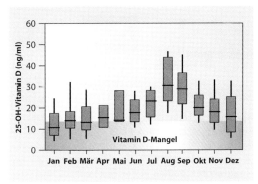

Abb. 4.1: Jahreszeitliche Abhängigkeit des Vitamin D-Status in Deutschland (randomisierte Stichprobe, 50-80 Jahre). **Box-Plot:** 50 % der Werte in der Box, **Querstrich:** Median, der **senkrechte Balken** entspricht dem Bereich zwischen 10 % und 90 % Perzentile. Modifiziert nach [58].

Der Calciumhaushalt wird durch systemische Hormone reguliert, die dafür sorgen, dass die Serum-Calciumkonzentration konstant gehalten wird. Dies ist wichtig, da eine Reihe von neuronalen und biochemischen Prozessen von einer konstanten Calciumkonzentration abhängig sind.

> Eine zentrale Rolle bei der Calciumhomöostase spielt hier das Vitamin D bzw. seine biologisch aktiven Metaboliten.

Vitamin D kann vom menschlichen Organismus in der Haut selbst hergestellt werden, wobei aus der Vorstufe 7-Dehydrocholesterol unter Einwirkung von ultraviolettem Licht (UVB-Strahlung, 280-320 nm) das Vitamin D (*Synonym:* Cholecalciferol) entsteht. Eine ausreichende UVB-Strahlung vorausgesetzt, ist also das Vitamin D eigentlich gar kein Vitamin im eigentlichen Sinne. Die Eigensynthese von Vitamin D wird jedoch in den äquatorfernen Breiten durch den Mangel an UVB-Licht in der Winterzeit eingeschränkt, weiterhin nimmt die Eigensynthese in der Haut auch mit dem Alter zunehmend ab, weil z.B. der Gehalt an der Vorstufe 7-Dehydrocholesterol in der Haut des älteren Menschen vermindert ist [44] (☞ Abb. 4.1+4.2).

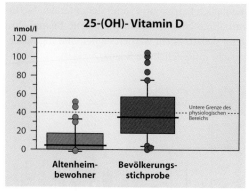

Abb. 4.2: Vitamin D-Mangel bei Altenheimbewohnern in Deutschland. **Box-Plot:** 50 % aller Messwerte liegen in der Box. Die **senkrechten Linien** markieren den Bereich, in dem 90 % aller Messwerte liegen. Die **waagrechten Balken** in der Box kennzeichnen den Median. Modifiziert nach [62].

Weitere Ursachen für Vitamin D-Mangel sind dunklere Hautpigmentierung bei Einwanderern (Absorption von UV-Licht durch Melanin), gastrointestinale Erkrankungen mit Unterbrechung des enterohepatischen Kreislaufs oder verhüllende Kleidung [63].

Das in der Haut gebildete Vitamin D wird in der Leber zum 25-Hydroxy-Vitamin D umgewandelt, das unter den Vitamin D-Metaboliten in der höchsten Konzentration im Serum vorkommt und auch die Speicherform darstellt. 25-Hydroxy-Vitamin D hat bereits eine biologische Wirkung, die zwar noch gering ist, aber durch die hohe Konzentration kompensiert wird. So wurde z.B. nachgewiesen, dass die enterale Calciumabsorption zu einem wesentlichen Teil mit der Konzentration von 25-Hydroxy-Vitamin D assoziiert ist [5].

25-Hydroxy-Vitamin D wird dann in der Niere in die biologisch aktivste Form, das 1,25-Dihydroxy-Vitamin D konvertiert (*Synonym*: Calcitriol). 1,25-

Dihydroxy-Vitamin D stellt die Hormonform von Vitamin D dar und wird auch als D-Hormon bezeichnet.

D-Hormon
- steigert die enterale Calciumabsorption (das Nahrungscalcium wird besser verwertet)
- steigert die Calciumrückresorption in der Niere
- fördert die Differenzierung von Knochenzellen (Ausreifung der Osteoblasten, Stimulation der Kollagensynthese, in hohen Konzentrationen auch Vermehrung der Osteoklasten)
- steigert die Bildung verschiedener Marker der Osteoblastendifferenzierung, wie z.B. Osteocalcin.

Neben diesen klassischen Wirkungen auf die Calciumhomöostase hat D-Hormon auch eine immunmodulierende Wirkung und einen Einfluss auf Muskulatur und Nervensystem [6]. Vitamin D-Mangel begünstigt deshalb das Auftreten von Autoimmunerkrankungen, Neoplasien und muskulärer Schwäche. Die mit einem Mangel an Vitamin D bzw. D-Hormon assoziierte Sturzgefährdung hat wiederum eine wichtige Bedeutung für das Auftreten von Frakturen.

Ein weiteres wichtiges Calcium regulierendes Hormon ist das in den Nebenschilddrüsen gebildete Parathormon. Ein Mangel an Calcium und Vitamin D wiederum hat auch Auswirkungen auf die Parathormonsekretion. Ein Vitamin D-Mangel und/oder eine niedrige Calciumzufuhr mit der Nahrung bewirken ein Absinken der Calciumkonzentration im Serum, was die Sekretion von Parathormon in den Nebenschilddrüsen steigert (sekundärer Hyperparathyreoidismus).

Parathormon (abgekürzt PTH) steigert die renale Calciumrückresorption und (über die vermehrte Bildung von Calcitriol) auch die enterale Calciumaufnahme. Ein erhöhtes PTH stimuliert aber auch die Knochenresorption, so dass auf Kosten der Knochenmasse selbst bei Calcium- und Vitamin D-Mangel eine noch normale oder nur leicht erniedrigte Serumcalciumkonzentration aufrecht erhalten werden kann.

4.3. Bedeutung eines Mangels an Calcium und Vitamin D für die Entstehung der Osteoporose

Osteoporose entsteht infolge eines Missverhältnisses der (meist gesteigerten) osteoklastären Knochenresorption und der (oft verminderten) osteoblastischen Knochenneubildung, was zu einem Verlust an Knochenmasse führt. Hinzu kommen die Zerstörung der trabekulären Netzwerkarchitektur im spongiösen Knochen und eine zunehmende Porosität des corticalen Knochens. Auch scheinen Veränderungen der Materialeigenschaften der Knochensubstanz eine Rolle zu spielen.

- Die Pathogenese der *primären Osteoporose* wird von genetischen Faktoren bestimmt und von den altersbedingten Stoffwechselveränderungen, zu denen eine verminderte kutane Vitamin D-Synthese, zunehmende Malabsorption von Calcium und Vitamin D, Abnahme der Sexualhormonspiegel und weitere hormonelle Veränderungen (Abnahme von Wachstumshormon, Nebennierenandrogenen u.a.) gehören. Moduliert wird das Risiko für die primäre Osteoporose auch durch den Lebensstil (Ernährung, Genussmittel, körperliche Bewegung). Dabei kommt der Bewegungsarmut eine zunehmende Bedeutung zu, da sie über eine verminderte muskuläre Stimulation des Knochens den Abbau begünstigt.

- Die Pathogenese der *sekundären Osteoporosen* ist naturgemäß äußerst heterogen und von den Grunderkrankungen abhängig. Aber auch hier kann sich ein Mangel an Calcium und Vitamin D negativ auf den Knochenstoffwechsel auswirken. Insbesondere bei der Glucocorticoid-induzierten Osteoporose, der häufigsten sekundären Osteoporose, ist ein Calcium- und Vitamin D-Mangel besonders ungünstig, da Glucocorticoide z.B. die intestinale Calciumabsorption hemmen[29].

Calciummangel führt experimentell zu einem sekundären Hyperparathyreoidismus und damit zu einer Steigerung der Knochenresorption, um den nutritiven Calciummangel auszugleichen. Im gleichen Sinne führt auch ein Vitamin D-Mangel über eine Verminderung der intestinalen Calciumabsorption zunächst zu einem sekundären Hyperparathyreoidismus, zu einer gesteigerten Knochenresorption und zu einer Osteoporose [58]. Eine

Osteomalazie (Untermineralisierung des Knochens) tritt erst bei länger bestehendem schwerwiegenden Vitamin-D-Mangel auf.

Um einen ausgeglichenen Vitamin D-Status aufrechtzuerhalten, ist nach Stoffwechseluntersuchungen eine tägliche Eigensynthese oder eine nutritive Zufuhr von mindestens 600 IE (15 µg) Vitamin D täglich notwendig. Dies ist in guter Übereinstimmung mit klinischen Studien, in denen für die Prävention von Frakturen bei älteren Menschen eine Dosierung von 700 IE bzw. 800 IE Vitamin D täglich als effektiv gefunden wurde [17, 23].

Im Serum wird für das 25-Hydroxy-Vitamin D eine Konzentration von > 78 nmol/l für optimal gehalten, weil niedrigere Konzentrationen bereits mit einem Anstieg des Parathormons und einem gesteigerten Knochenabbau assoziiert sind [19, 20]. Nach einer neueren Studie wird bei älteren Menschen mit geringer Calciumzufuhr sogar eine 25-Hydroxy-Vitamin D-Konzentration von 110 nmol/l empfohlen, um einen Parathormonanstieg zu verhindern [3]. Diese hohen 25-Hydroxy-Vitamin D-Konzentrationen werden aber auch in der gesunden Bevölkerung in der Regel ohne medikamentöse Supplemente nicht erreicht. Ein Expertengremium hat sich deshalb in einer Konsensuskonferenz auf einen Schwellenwert von 50 nmol/l für eine normale Serumkonzentration von 25-Hydroxy-Vitamin D geeinigt [56] Bei einer Serumkonzentration von 25-Hydroxy-Vitamin D < 40 nmol/l kommt es bereits zu den Vitamin D-Mangel beweisenden biochemischen Veränderungen (z.B. Anstieg der alkalischen Phosphatase), und bei Konzentrationen < 20 nmol/l entwickelt sich bereits häufig eine Osteomalazie.

Vitamin D-Mangel erhöht das Sturzrisiko und damit das potentielle Frakturrisiko [8,51,71].

Wenige Studien untersuchten den Einfluss eines niedrigen Vitamin D-Status auf die Frakturrate. Epidemiologische Studien zeigen, dass ein Mangel an nutritiver Calciumzufuhr und Vitamin D-Mangel mit einem erhöhten Risiko für proximale Femurfrakturen einhergeht. So war geringere Sonnenexpositionsdauer und geringer Milchkonsum in einer französischen Studie mit einem erhöhten Frakturrisiko assoziiert [35]. Gerdhem und Mitarbeiter fanden ein erhöhtes Frakturrisiko bei 25-Hydroxy-Vitamin D-Spiegeln < 50 nmol/l [31], während Garnero ein gesteigertes Frakturrisiko erst bei Spiegeln < 30 nmol/l fanden [30]. Aktuell bestätigten van Schoor und Mitarbeiter, dass das Frakturrisiko bei 25-Hydroxy-Vitamin D-Spiegeln von < 30 nmol/l ansteigt [69].

Aus epidemiologischen Studien ergeben sich Hinweise, dass eine Calciumzufuhr im Bereich von 1.000-1.800 mg täglich hinsichtlich Knochenmineraldichte und Frakturen einen günstigen Effekt hat [4,15,24,47,48]. Eine Calciumzufuhr von > 1.000 mg täglich wird auch als Ergebnis von Calcium-Bilanzstudien empfohlen [49].

Eine Calcium-Supplementation (Brause-Tabletten mit Calcium-Lactogluconat und Calciumkarbonat) in der Dosierung von 1.000 mg täglich und 2.000 mg täglich vermochte den vertebralen Knochenmasseverlust bei perimenopausalen Frauen zu vermindern [22].

Mehrere europäische Querschnittsstudien zeigten eine negative Assoziation zwischen Vitamin D-Status, evaluiert als Konzentration von 25-Hydroxy-Vitamin D im Serum, und der Knochenmineraldichte [37,43, 52, 57, 70].

Patienten mit proximaler Femurfraktur (z.B. Oberschenkelhalsbruch) zeigen im Rahmen histologischer Untersuchungen häufig eine Osteomalazie oder ein Mischbild aus Osteomalazie und Osteoporose als Hinweis für einen schweren Vitamin D-Mangel [1,16,32]. Bei der Häufigkeit von Vitamin D-Mangel in Deutschland muss auch ohne histologische Untersuchung bei jedem älteren Patienten mit proximaler Femurfraktur davon ausgegangen werden, dass eine Unterversorgung mit Calcium und Vitamin D eine wichtige pathogenetische Rolle spielt. Die Messung von 25-Hydroxy-Vitamin D im Serum zeigte bei Patienten mit proximaler Femurfraktur eine hohe Prävalenz von Vitamin D-Mangel [13,51,60].

4.4. Prävention der Osteoporose unter Berücksichtigung des Effektes einer Calcium- und Vitamin D-Supplementation

Die durchschnittliche nutritive Calciumzufuhr in Deutschland beträgt für Erwachsene < 850 mg täglich und liegt damit erheblich unter der empfohlenen Zufuhr von 1.000-1.500 mg täglich [25]. Eine Untersuchung an Patienten mit proximaler Femurfraktur ergab, dass 17 % der Patienten eine sehr geringe Calciumzufuhr < 600 mg/Tag aufweisen [60].

In einer randomisierten Bevölkerungsstichprobe in Deutschland wurde bei Personen zwischen 50 und 80 Jahren in den Wintermonaten ein eindeutiger Vitamin D-Mangel (Serumkonzentration von 25-Hydroxy-Vitamin D < 40 nmol/l) bei 40 % der Frauen und 30 % der Männer gefunden [58,63]. Deutlich häufiger ist der Vitamin D-Mangel bei Altenheimbewohnern [61].

Auch in Österreich wurden ähnliche Daten erhoben. In einem geriatrischen Krankenhaus in Wien hatten 80 % der Patienten eine 25-Hydroxy-Vitamin D-Spiegel im Serum < 5 ng/ml, einem schweren Vitamin D-Mangel entsprechend [39].

Aufgrund der beschriebenen hohen Prävalenz von Vitamin D-Mangel und unzureichender nutritiven Calcium-Zufuhr erscheint es folgerichtig, die Supplementation von Calcium und Vitamin D bereits in der Prävention der Osteoporose einzusetzen, insbesondere (aber nicht nur) bei älteren Menschen.

4.4.1. Präventionsstudien mit Endpunkt Knochenmarker und/oder Knochenmineraldichte

Einen günstigen Effekt auf den Knochenstoffwechsel hatte die Kombinationstherapie mit Calcium und Vitamin D in der Untersuchung von Sorva und Mitarbeitern [66].

Christian Meier und Mitarbeiter von der Universität Heidelberg untersuchten in einer randomisierten kontrollierten Studie bei gesunden Personen (33-78 Jahre alt) den Effekt einer oralen Supplementation mit Vitamin D (500 Einheiten pro Tag) und Calcium (500 mg/Tag) auf die jahreszeitlichen Schwankungen der Calcium regulierenden Hormone, der Knochenumbaumarker und der Knochenmineraldichte [45]. Dabei konnte die Supplementation mit Calcium und Vitamin D den winterlichen Knochenabbau und den winterlichen Knochenmineraldichteverlust verhindern. Die Autoren folgerten, dass die Supplementation von Calcium und Vitamin D durch die Verhinderung des winterlichen Knochenmassenverlustes eine geeignete Strategie zur primären Prävention sei.

Bei Patienten mit Glucocorticoid-Therapie konnten Calcium und Vitamin D in einem präventiven

Studie	Dosis Vitamin D IU/d	Dosis Calcium/d	Effekt auf Surrogat-Parameter	Effekt auf Frakturrisiko
Chapuy 1992	800 IU	1.200 mg	Knochendichte ↑	Frakturrisiko reduziert um 43 % bzw. 27 % (intention to treat)
Lips 1996 Ooms 1995	400 IU	-	Knochendichte ↑	kein Effekt
Buckley 1996	500 IU	1.000 mg	Knochendichte ↑	nicht untersucht
Dawson-Hughes 1997	700 IU	500 mg	Knochendichte ↑	Frakturrisiko reduziert um 50 %
Pfeifer 2000	800 IU	1.200 mg	Knochenumbaumarker gegenüber Basalwert ↓	Trend zu weniger Frakturen
Meyer 2002	400 IU	-	nicht untersucht	kein Effekt (nur positiver Trend)
Trivedi 2003	833 IU 100.000 IU i.m. alle 4 Monate	-	nicht untersucht	Frakturrisiko reduziert um 33 %
Meier 2004	500 IU	500 mg	Knochendichte ↑ Knochenabbaumarker ↓	nicht untersucht
Smith 2004	820 IU 300.000 IU einmal im Jahr im Herbst	-	nicht untersucht	kein Effekt
Larsen 2004	400 IU	1.000 mg	Alkalische Phosphatase ↓	Frakturrisiko reduziert um 16 %
The RECORD Trial Group 2005	800 IU	1.000 mg	nicht untersucht	kein Effekt
Porthouse 2005	800 IU	1.000 mg	nicht untersucht	kein Effekt
Jackson 2006	400 IU	1.000 mg	Knochendichte ↑	kein Effekt Subgruppe > 60 Jahre: Hüftfrakturen reduziert um 21 %

Tab. 4.1: Studien zur Prävention und Therapie der Osteoporose mit Vitamin D und Calcium.

Ansatz den Verlust an Knochenmineraldichte verhindern [14].

4.4.2. Präventionsstudien mit Endpunkt osteoporotische Fraktur

Von J.A. Kanis wurde eine Metaanalyse von veröffentlichten Studien zur Supplementation mit Calcium und Vitamin D publiziert [26]. Der Effekt von Calcium alleine auf das Risiko von Hüftfrakturen ist wahrscheinlich zwar vorhanden, aber gering (Reduktion des Risikos um 8 % pro Glas Milch täglich, oder auf ein relatives Risiko von 0,76 mit 1.000 mg Calcium täglich). In Kombination mit Vitamin D ist die Risikoreduktion höher. Das Risiko für vertebrale Frakturen wird durch eine Calciumsupplementation um 35 % gesenkt [36, 54].

Den Effekt von 400 IE Vitamin D als Monotherapie untersuchte eine randomisierte, placebokontrollierte Studie bei selbständigen älteren Menschen (> 70 Jahre) in Holland [42]. Dabei konnte kein Effekt auf die Frakturrate (sowohl Gesamtzahl peripherer Frakturen als auch Schenkelhalsbrüche) beobachtet werden. Allerdings war in der untersuchten Studienpopulation wahrscheinlich kein ausgeprägter Vitamin D-Mangel vorhanden, da unter Supplementation nur ein geringer Abfall des Parathormons auftrat. Ebenso kam es in der untersuchten Teilpopulation zwar zu einem signifikanten, jedoch nur geringen Zuwachs der Knochenmineraldichte begleitet von einer Abnahme der Parathormonsekretion [50].

Ebenso hatte in einer 2-jährigen norwegischen placebokontrollierten Studie die Gabe von 400 IE Vitamin D (in Lebertran) als Monotherapie keinen signifikanten Einfluss auf die extravertebrale Frakturrate bei Altenheimbewohnern, es zeigte sich jedoch ein Trend [46].

Trivedi und Mitarbeiter führten eine randomisierte und placebokontrollierte Studie bei 2700 Personen im Alter von 65-85 Jahren durch, wobei die aktive Behandlungsgruppe alle 4 Monate 100.000 IE Vitamin D oral erhielt. Über den Behandlungszeitraum von 5 Jahren wurde in dieser Studie das Risiko für osteoporotische Frakturen um 33 % gesenkt [68].

In einer weiteren englischen Studie hatte hingegen die intramuskuläre Gabe von 300.000 IE Vitamin D (einmal im Jahr im Herbst) im Vergleich zu Pla-

cebo keinen Effekt auf die Frakturrate bei älteren Personen (Alter > 75 Jahre) [65].

Konsistente Ergebnisse in der Prävention von Osteoporose mit Senkung der osteoporotischen Frakturen wurden dagegen mit der **Kombination von Calcium und Vitamin D** erzielt. Dies wird durch Metaanalysen belegt (z.B. [11]).

Dawson-Hughes und Mitarbeiter behandelten ältere, selbständig lebende Menschen im Alter von 65 Jahren und älter über einen Zeitraum von 3 Jahren mit 700 IE Vitamin D3 in Kombination mit 500 mg Calcium [23]. Unter Calcium/Vitamin D kam es zu einer geringen Zunahme der Knochenmineraldichte an der Wirbelsäule und am Femur, wobei der Unterschied im Vergleich zur Placebo-Gruppe signifikant war. Trotz der nur geringen Änderung der Knochenmineraldichte war die Zahl der ersten extravertebralen Frakturen in der Gruppe mit Calcium/Vitamin D um ca. 50 % geringer als in der Placebo-Gruppe. Dies lässt darauf schließen, das Vitamin D auch über extraossäre Effekte (z.B. neuromuskuläre Koordination) die Frakturrate senkt [7, 22, 51, 52, 64].

Die dänische Studie von Larsen und Mitarbeitern untersuchte den Effekt einer allgemeinen Prävention mit Calcium und Vitamin D in einer bevölkerungsbezogenen Studie [40]. Dazu wurde in einer Region Dänemarks (Gesamtbevölkerung 62.000) die gesamte Bevölkerung im Alter von mehr als 66 Jahren (9.605 Personen) in 4 Blöcke eingeteilt (jeweils 2 bis 3 sozialen Dienstleistungszentren zugeordnet), die dann zufällig den 4 Interventionsgruppen zugeordnet wurden: die erste Gruppe bekam eine präventive Supplementation mit Calcium und Vitamin D kostenlos angeboten (400 IE Vitamin D + 1.000 mg Calcium), der zweiten Gruppe wurde eine kostenlose Beratung hinsichtlich Vermeidung häuslicher Gefahrenquellen, eine Diätberatung, und eine Medikametenberatung angeboten, der dritten Gruppe wurde eine Kombination aus beiden Maßnahmen angeboten, und die vierte Gruppe diente als Kontrolle. Die während des Studienintervalls auftretenden Frakturen (Hochenergietraumen wurden ausgeschlossen) wurden anhand der dänischen Krankenhaus-Datenbank registriert.

Circa 50 % der Personen nahmen an den angebotenen Interventionsmaßnahmen teil. Alle Teilnehmer hatten bei Beginn der Studie relativ niedrige 25-Hydroxy-Vitamin D-Spiegel (bei 80 % der Personen Konzentrationen < 50 nmol/l). Bei den Calcium/Vitamin D behandelten Personen, nicht jedoch in der Kontrollgruppe, kam es zu einem Anstieg des 25-Hydroxy-Vitamin D und zu einem Abfall des Parathormons und der alkalischen Phosphatase. Die Häufigkeit von Frakturen war bei Frauen höher als bei den Männern (30,3 Frakturen pro 1.000 Jahre versus 9,6 pro 1.000 Jahre). Bei den Frauen führte sowohl die Calcium/Vitamin D-Supplementation als auch die häusliche Beratung während der Studiendauer von 4 Jahren zu einer Erniedrigung des Frakturrisikos, während für Männer der Effekt nicht signifikant war. Wurde eine multivariate Analyse aller Personen durchgeführt, dann führte das Angebot einer Calcium/Vitamin D-Supplementation im Vergleich zu den übrigen Personen zu einer Senkung des relativen Risikos auf 0,84 (*intention to prevent*-Analyse).

> Die Studie zeigt, dass ein allgemeines Präventionsprogramm mit Calcium und Vitamin D bei älteren Menschen in Mittel- und Nordeuropa, die häufig einen Vitamin D-Mangel aufweisen, erfolgreich die Inzidenz für osteoporotische Frakturen vermindern kann.

Diese Schlussfolgerung wird auch nicht durch eine Studie aus dem Vereinigten Königreich widerlegt, die keine präventive Wirkung von 1.000 mg Calcium und 800 IE Vitamin D bei einer ausgewählten Subgruppe von älteren Menschen zeigen konnte [53]. Die Teilnehmer dieser Studie waren anhand eines niedrigen Körpergewichtes, einer genetischen Veranlagung für Hüftfraktur, und wegen schlechten Gesundheitszustandes ausgewählt worden. Die Studienpopulation bestand nur noch aus 7 % der ursprünglich untersuchten Frauen und war wahrscheinlich nicht repräsentativ für die allgemeine ältere Bevölkerung. Die basale nutritive Calciumzufuhr war mit > 1.050 mg täglich bereits relativ hoch (deutlich höher als z.B. in der deutschen Durchschnittsbevölkerung diesen Alters), während über den Vitamin D-Status keine Angaben vorliegen. Darüber hinaus erhielt die Kontrollgruppe kein Placebo, sondern wurde im Gegenteil angewiesen, ebenfalls die Versorgung mit Calcium und Vitamin D zu verbessern, so dass ein Dilutionseffekt auftrat. Insgesamt war die Compliance sehr schlecht (61,3 % nach 6 Monaten).

Interessante Informationen zur Prävention von Frakturen mit Calcium/Vitamin D lieferte im Jahr 2006 eine Auswertung aus der so genannten WHI-Studie, bei der Frauen ab einem Alter von 50 Jahren in einem präventiven Ansatz mit Calcium (1.000 mg) und Vitamin D (400 IE) behandelt wurden [34]. In der Gesamtgruppe führte Calcium/Vitamin D nicht zu einer signifikanten Senkung des Risikos für Hüftfrakturen oder andere Frakturen. Bei der Subgruppenanalyse zeigte sich jedoch, dass die Frauen im Alter über 60 Jahre doch mit einer Senkung des Hüftfrakturrisikos um 21 % von der Supplementation mit Calcium und Vitamin D profitierten. Somit bestätigt auch diese Studie den präventiven Nutzen von Calcium/Vitamin D in der Zielgruppe älterer Frauen (> 60 Jahre). Da es sich aber um die Ergebnisse einer Subgruppenanalyse handelte, ist der Evidenzgrad vermindert.

■ Fazit

Aus dem oben Dargelegten wird deutlich, dass in der Prävention der Osteoporose die Effekte einer Calcium- und Vitamin D-Supplementation von großer Bedeutung sind. Präventionsstudien liegen für den Endpunkt Knochenmarker und/oder Knochenmineraldichte sowie für den Endpunkt osteoporotische Fraktur vor.

> Der Nutzen der kombinierten Supplementation mit Calcium und Vitamin D in der Primärprävention der Osteoporose – auch ohne zusätzliche spezifische Therapie – ist somit durch die aktuelle Datenlage nachgewiesen.
>
> Eine Metaanalyse legt nahe, dass für eine effektive Frakturprävention mit Vitamin D eine Dosierung von mindestens 700-800 IE täglich notwendig ist [9].

4.5. Therapie der Osteoporose unter besonderer Berücksichtigung der Behandlung mit Calcium und Vitamin D

Bei Patienten mit proximaler Femurfraktur verhinderte eine Calciumzufuhr von mehr als 800 mg täglich einen weiteren Knochenmassenverlust [26].

Für die **Kombination von Calcium mit Vitamin D** gibt es eine prospektive placebokontrollierte Studie, die den Effekt auf die Frakturrate bei älteren Menschen mit verminderter Knochenmineraldichte untersucht hat. M.C. Chapuy aus der Arbeitsgruppe von P.J. Meunier in Frankreich behandelte ältere gehfähige Frauen in Altenheimen oder Seniorenresidenzen im Alter zwischen 69 und 106 Jahren (mittleres Alter 84 Jahre) mit 800 IE Vitamin D3 und 1.200 mg Calcium über einen Zeitraum von 18 Monaten [17]. Bei den Frauen, die über die gesamten 18 Monate ihre Medikamente eingenommen hatten, kam es zu einer Reduktion der Zahl der proximalen Femurfrakturen ("*hip fractures*") um 43 %. Die *intention to treat*-Analyse zeigte unter Calcium/Vitamin D eine um 27 % niedrigere Zahl von proximalen Femurfrakturen im Vergleich zur Placebo-Gruppe (☞ Abb. 4.3).

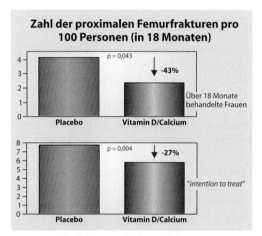

Abb. 4.3: Vitamin D (800 IE) und Calcium (1.200 mg) verhindern proximale Femurfrakturen bei älteren Frauen. Modifiziert nach [17].

In einer Subgruppe wurde die Knochenmineraldichte gemessen und eine Zunahme am Femur um 2,7 % unter Calcium/Vitamin D gefunden, während in der Placebo-Gruppe eine Abnahme von 4,6 % auftrat. In der Verlängerung der Studie auf 3 Jahre blieb der Effekt der Calcium- und Vitamin D-Supplementation erhalten, mit Senkung des Risikos für proximale Femurfrakturen um 29 % [18]. Die Ergebnisse dieser Studie wurden durch eine unabhängige weitere Studie bestätigt [21].

Eine kürzlich veröffentliche placebokontrollierte Studie aus dem Vereinigten Königreich untersuchte, ob Calcium (1.000 mg täglich), Vitamin D (800 IE täglich), oder die Kombination Calcium/Vitamin D bei Patienten mit in den vergangenen 10 Jahren aufgetretenen Frakturen (Alter > 70 Jahre, 85 % Frauen) das Frakturrisiko reduzieren kann. Personen mit Frakturen aufgrund eines Traumas mit hoher Energie und Personen mit Osteoporosetherapie waren ausgeschlossen worden (The RECORD-Trial 2005, [67]). In dieser Studie wurde kein Effekt von Calcium, Vitamin D, oder der Kombination gesehen. Diese Studie weist jedoch mehrere Schwächen auf, da z.B. die Diagnose Osteoporose nicht mittels einer Knochenmineraldichtemessung bestätigt worden war. Weiterhin wurden durch den Ausschluss von Patienten mit antiosteoporotischer Medikation wahrscheinlich solche Personen selektiert, die gar keine Osteoporose haben und andere, durch Vitamin D und Calcium nicht korrigierbare Frakturrisiken aufwiesen. Auch war die Compliance in dieser Studie sehr schlecht (54 % der Teilnehmer nach 24 Monaten). Somit kann diese Studie nicht als Gegenbeweis für die Wirksamkeit von Calcium/Vitamin D gewertet werden.

Aufgrund der erwiesenen negativen Auswirkung eines Calcium- und Vitamin D-Mangels wird auch in den neueren Therapiestudien mit spezifischen Osteoporosemedikamenten (Bisphosphonate, Raloxifen, Teriparatid, Strontiumranelat u.a.) ein Vitamin D-Mangel und Calciummangel bei Bedarf ausgeglichen oder von vornherein ein Studiendesign gewählt, bei dem sowohl in der aktiven Gruppe als auch in der Kontrollgruppe alle Patienten eine Calcium und Vitamin D-Supplementation erhalten. Einige Studien belegen eine schlechtere Wirksamkeit der spezifischen Osteoporosetherapeutika bei Patienten mit Calcium- und Vitamin D-Mangel [2,38].

■ Fazit

Die Verwendung einer Calcium- und Vitamin D-Supplementation zur Unterstützung einer spezifischen Therapie der Behandlung der Osteoporose kann heute als Standard angesehen werden (DVO-Leitlinie Osteoporose 2006, *Arzneimittelkommission der Deutschen Ärzteschaft*: Therapieempfehlungen der Arzneimittelkommission der deutschen Ärzteschaft 2003).

4.6. Potentielle Nebenwirkungen einer medikamentösen Supplementation von Calcium und Vitamin D

Jackson und Mitarbeiter publizierten die Ergebnisse aus dem Arm der WHI-Studie, in dem der Effekt von Calcium und Vitamin D versus Placebo untersucht wurde (☞ auch oben Kap. 4.4.2) [34]. Dabei stellten sie aber auch fest, dass unerwünschte Nebenwirkungen auftraten. So stieg das Risiko für Nierensteine signifikant an (*Hazard Ratio* 1,17), wobei dies aber auch eine Folge der bereits hohen basalen nutritiven Calciumzufuhr sein mag, die im Mittel bereits bei > 1.100 mg täglich lag. Zusammen mit der Medikation hatten die Teilnehmer in der aktiven Gruppe somit im Mittel mehr als 2.000 mg Calcium täglich zugeführt.

Eine weiterer Aspekt ist das Risiko für cardiovaskuläre Erkrankungen. In der Studie von Jackson [34] wurde kein Effekt von Calcium und Vitamin D auf das Risiko cardiovaskulärer Erkrankungen gefunden. Kürzlich publizierten jedoch Bolland und Mitarbeiter [10] die Auswertung einer placebokontrollierten randomisierten Studie, in der der Effekt von 1.000 mg Calcium täglich auf das cardiovaskuläre Risiko evaluiert wurde. Dabei wurde unter der Calciumsupplementation eine Zunahme der von den Patienten oder Angehörigen selbst berichteten – medizinisch bestätigten – Myocardinfarkte beobachtet (relatives Risiko 2,12 bei einem Konfidenzinteravall von 1,01-4,47, p < 0,05). Wenn die selbst berichteten Ereignisse aber mit den Ergebnissen der Suche in der nationalen Datenbasis der Krankenhauseinweisungen abgeglichen wurde, dann war die Zunahme des Risikos für Myocardinfarkt nicht mehr signifikant (relatives Risiko 1,49 bei einem Konfidenzinteravall von 0,86- 2,57, p = 0,058). Ein Nachteil dieser Studie ist die Tatsache, dass es sich um eine Sekundäranalyse einer Studie handelt, die als primären Endpunkt die Frakturrate hatte. Letztendlich war die exakte Erfassung der cardiovaskulären Ereignisse ein Problem in dieser Studie. Weiterhin zeigen epidemiologische Studien eher eine Abnahme cardiovaskulärer Risiken unter hoher Calciumzufuhr [12, 33].

4.7. Stellenwert der Kombination Calcium und Vitamin D in evidenzbasierten Leitlinien und Therapieempfehlungen

In den evidenzbasierten S3-Leitlinien des *Dachverbandes deutschsprachiger osteologischer Fachgesellschaften* (DVO) wird für Personen mit erhöhtem Risiko für osteoporotische Frakturen eine ausreichende Versorgung mit Calcium und Vitamin D empfohlen. Dabei profitieren vor allem ältere Menschen (belegt vor allem für ältere Frauen) und solche mit einer bestehenden Mangelversorgung an Calcium und Vitamin D von einer Supplementation. Es werden eine Gesamt-Calciumzufuhr (inklusive Ernährung) von 1.200-1.500 mg Calcium pro Tag und eine Vitamin D-Zufuhr von 400-800 IU Vitamin D3 pro Tag empfohlen (*DVO-Leitlinie Osteoporose für die postmenopausale Frau und ältere Männer*, 2006) [27].

Eine besondere Situation liegt bei der Glucocorticoid-Medikation vor: Hier wird eine präventive Calcium- und Vitamin D-Supplementation bereits bei Beginn einer längerfristig (> 3 Monate) geplanten Glucocorticoid-Therapie empfohlen, auch wenn noch keine Osteoporose vorliegt (Calcium 1.000-1.500 mg täglich, Vitamin D3 400-1.200 IU täglich). Erst bei niedrigen Knochenmineraldichtemesswerten wird dann eine spezifische Osteoporosetherapie empfohlen (*DVO-Leitlinie* 2006) [27].

In ähnlicher Weise lauten auch die Empfehlungen der Arzneimittelkommission der Deutschen Ärzteschaft.

■ Fazit

> Die Kombination aus Calcium und Vitamin D hat in evidenzbasierten Leitlinien und Therapieempfehlungen bei der Prävention der Osteoporose bei Risikogruppen und bei der Therapie der bereits bestehenden Osteoporose einen hohen Stellenwert.

4.8. Zusammenfassung

Die Unterstützung einer spezifischen Osteoporosetherapie mit Calcium- und Vitamin D-Supplementen gehört heute zum Therapiestandard, wie er durch Leitlinien abgebildet wird.

Der Nutzen der kombinierten Supplementation mit Calcium und Vitamin D in der Primärprävention der Osteoporose, auch ohne zusätzliche spezifische Therapie, ist durch die aktuelle Datenlage nachgewiesen.

Für Patienten mit Glucocorticoid-Therapie ist ein Effekt auf den Erhalt der Knochenmineraldichte belegt. In den Leitlinien wird eine präventive Gabe von Calcium und Vitamin D explizit empfohlen.

4.9. Literatur

1. Aaron JE, Gallagher JC, Anderson J, Stasiak L, Longton EB, Nordin BEC, Nicholson M. Frequency of osteomalacia and osteoporosis in fractures of the proximal femur. The Lancet 1974;i:229-233

2. Adami S, Isaia G, Luisetto G, Minisola S, Sinigaglia L, Gentilella R, Agnusdei D, Iori N, on behalf of ICARO Study Group. Fracture Incidence and Characterization in patients on Osteoporosis Treatment: The ICARO Study. J Bone Miner Res 2006;21:1565-1570

3. Adami S, Viapiana O, Gatti D, Idolazzi L, Rossini M. Relationship between serum parathyroid hormone, vitamin D sufficiency, age, and calcium intake. Bone 2008; 42:267-270

4. Aptel I, Cance-Rouzaud a, Grandjean H, and the EPIDOS study group. Association between calcium ingested from drinking water and femoral bone density in elderly women: Evidence from the EPIDOS cohort. J Bone Miner Res 1999;14:829-833

5. Barger-Lux MJ, Heaney RP, Lanspa SJ, Healy JC, DeLuca HF. An investigation of sources of variation in calcium absorption efficiency. J Clin Endocrinol Metab 1995;80:406-411

6. Barthel HR, Scharla SH. Mehr als nur Knochenschutz – Vitamin D zur Prävention von Stürzen, Krebs, Bluthochdruck und Autoimmunerkrankungen. Dtsch Med Wochenschr 2003;128:440 – 446

7. Bischoff HA, Stahelin HB, Urscheler N, Ehrsam R, Vonthein R, Perrig-Chiello P, Tyndall A, Theiler R. Muscle Strength in the Elderly: Its Relation to Vitamin D Metabolites. Arch Phys Med Rehabil 1999;80:54-58

8. Bischoff-Ferrari HA, Dietrich T, Orav EJ, Hu FB, Zhang YQ, Karlson EW, et al. Higher 25-hydroxyvitamin D concentrations are associated with better lower-extremity function in both active and inactive persons aged > 60 y. Am J Clin Nutr 2004;80:752-758

9. Bischoff-Ferrari HA, Willet WC, Wong JB, Giovannucci E, Dietrich T, Dawson-Hughes B. Fracture Prevention with Vitamin D Supplementation. JAMA 2005;293: 2257-2264

10. Bolland MJ, Barber PA, Doughty RN, Mason B, Horne A, Ames R, Gamble GD, Grey A, Reid IR. Vascular events in healthy older women receiving calcium supplementation: randomised controlled trial. BMJ online publication 15 Jan 2008; doi:10.1136/cmj.39440.525752.BE

11. Boonen S, Lips P, Bouillin R, et al. Need for additional calcium to reduce the risk of hip fracture with vitamin D suplemention. evidence from a comparative meta-analysis of randomized controlled trials. J Clin Endocrinol Metab 2007;92:1415-1423

12. Bostick RM, Kushi LH, Wu Y, Meyer KA, Sellers TA, Folsom AR. Relation of calcium, vitamin D, and dairy food intake to ischemic heart disease mortality among postmenopausal women. Am J Epidemiol 1999;149:151-161

13. Brown IRF, Bakowska A, Millard PH. Vitamin D status of patients with femoral neck fractures. Age and Ageing 1976;5:127-131

14. Buckley LM, Leib ES, Cartularo KS, Vacek PM, Cooper SM. Calcium and Vitamin D3 Supplementation Prevents Bone Loss in the Spine Secondary to Low-Dose Corticosteroids in Patients with Rheumatoid Arthritis. Ann Intern Med 1996;125:961-968

15. Cadogan J, Eastell R, Jones N, Barker ME. Milk intake and bone mineral acquisition in adolescent girls: randomised, controlled intervention trial. BMJ 1997;315: 1255-1260

16. Chalmers J, Barclay A, Davison AM, Macleod DAD, Williams DA. Quantitative measurements of osteoid in health and disease. Clinical Orthopaedics and Related Research1969;63:196-209

17. Chapuy MC, Arlot ME, Duboeuf F, Brun J, Crouzet B, Arnaud S, Delmas PD, Meunier PJ. Vitamin D3 and calcium to prevent hip fractures in elderly women. N Engl J Med 1992;327:1637-1642

18. Chapuy MC, Arlot ME, Delmas PD, Meunier PJ. Effect of calcium and cholecalciferol treatment for three years on hip fractures in elderly women. BMJ 1994; 308:1081-1082

19. Chapuy MC, Schott AM, Garnero P, Hans D, Delmas PD, Meunier PJ, and the EPIDOS Study Group. Healthy elderly French women living at home have secondary hyperparathyroidism and high bone turnover in winter. J Clin Endocrinol Metab 1996;81:1129-1133

20. Chapuy MC, Preziosi P, Maamer M, Arnaud S, Galan P, Hercberg S, Meunier PJ. Prevalence of vitamin D insufficiency in an adult normal population. Osteoporos Int 1997;7:439-443

21. Chapuy MC, Pamphile R, Paris E, Kempf C, Schlichting M, Arnaud S, garnero P, Meunier PJ. Combined calcium and vitamin D3 supplementation in elderly women: confirmation of reversl of secondary hyperparathy-

roidism and hip frature risk: the dacylyos II study. Osteoporos Int 2002;13:257-264

22. Costa E, Blau H, Feldman D. dihydroxyvitamin D3 receptors and hormonal responses in cloned human skeletal muscle cells. End 1986;119:2214-2220

23. Dawson-Hughes B, Harris SS, Krall EA, Dallal GE. Effect of calcium and vitamin D supplementation on bone density in men and women 65 years of age or older. N Engl J Med 1997;337:670-676

24. Devine A, Criddle RA, Dick IM, Kerr DA, Prince RL. A longitudinal study of the effect of sodium and calcium intakes on regional bone density in postmenopausal women. Am J Clin Nutr 1995;62:740-745

25. Diehl JF, Gries FA, Kübler W, Paulus K, Pudel V, Schlierf G. Ernährungsbericht 1984. Deutsche Gesellschaft für Ernährung, Hrsg. Frankfurt: Deutsche Gesellschaft für Ernährung e.V.; 1984

26. Dirschl DR, Henderson RC, Oakley WC. Accelerated bone mineral loss following a hip fracture: A prospective longitudinal study. Bone 1997:20:79-82

27. DVO. Die Leitlinien des Dachverbandes Osteologie zur Osteoporose 2006. www.lutherhaus.de/dvo-leitlinien

28. Elders PJM, Netelenbos JC, Lips P, van Ginkel FC, Khoe E, Leeuwenkamp OR, Hackeng WHL, van der Stelt PF. Calcium Supplementation reduces vertebral bone loss in perimenopausal women: A controlled trial in 248 women between 46 and 55 years of age. J Clin Endocrinol Metab 1991;73:533-540

29. Feher JJ, Wasserman RH (1979) Intestinal calcium-binding protein and calcium absorption in cortisol-treated chicks. Effect of vitamin D3 and 1,25-dihydroxyvitamin D3. Endocrinology 104;547-551

30. Garnero P, Munoz F, Sornay-Rendu E, Delmas PD. Associations of vitamin D status with bone mineral density, bone turnover, bone loss and frature risk in healthy postmenopausal women. The OFELY study. Bone 2007; 40:716-722

31. Gerdhem P, Ringsberg KAM, Obrant KJ, Akesson K. Association between 25-hydroxyvitamin D levels, physical activity, muscle strength and fractures in the prospective population-based OPRA study of elderly women. Osteoporos Int 2005;16:1425-1431

32. Hauch S, Franke J. Vitamin D und Schenkelhalsfrakturen. In: Flachowsky G, Schöne f, Hennig A (Hrsg.). Vitamin D und weitere Zusatzstoffe bei Mensch und Tier. Wissenschaftlicher Fachverlag Dr. Fleck, Niederkleen, 1991, Seiten 97-101

33. Iso H, Stampfer MJ, Manson JE, Rexrode K, Hennekens CH, Colditz GA, et al. Prospective study of calcium, potassium, and magnsium intake and risk of stroke in women. Stroke 1999;30:1772-1779

34. Jackson RD, LaCroix AZ, Gass M, Wallace RB, Robbins J, Lewis CE, Bassford T, Beresford SAA, Black HR, Blanchette P, Bonds DE, Brunner RL, Brzyski RG, Caan B, Cauley JA, Chlebowski RT, Cummings SR, Granek I, Hays J, heiss G, Hendrix SL, Howard BV, Hsia J, Hubbell A, Johnson KC, Jud H, Kotchen JM, Kuller LH, Langer RD, Lasser NL, Limacher MC, Ludlam S, Manson JE, Margolis KL, McGowan J, Ockene JK, O'Sullivan MJ, Phillips L, Prentice RL, Sarto GE, Stefanick ML, Van Horn L, Wactawski-Wende J, Whitlock E, Anderson GL, Assaf AR, Barad D, for the Women's Health Initiative Investigators. Calcium plus vitamin D supplementation and the risk of fractures. N Engl J Med 2006;354:669-683

35. Johnell O, Gullberg B, Kanis JA, Allander E, Elffors L, Dequeker J, Dilsen G, Gennari C, Vaz AL, Lyritis G, Mazzuoli G, Miravet L, Passeri M, Cano RP, Rapado A, Ribot C. Risk factors for hip fracture in European women: The MEDOS Study. J Bone Miner Res 1995;11:1802- 1815

36. Kanis JA. The use of calcium in the management of osteoporosis.Bone 1999;24:279-290

37. Khaw KT, Sneyd MJ, Compston J. Bone density, parathyroid hormone and 25-hydroxyvitamin D concentrations in middle aged women. BMJ 1992;305:273-277

38. Koster JC, Hackeng WHL, Mulder H. Diminished effect of etidronate in vitamin D deficient osteopenic postmenopausal women. Eur J Clin Pharmacol 1996;51:145-147

39. Krexner E, Resch H, Pietschmann P, Bernecker P, Woloszuk W, Vukovich T, Geyer G, Willvonseder R. Vitamin D status in residents of a long-term-care geriatric hospital in vienna. Osteologie 1996;5:13-18

40. Larsen ER, Mosekilde L, Foldspang A. Vitamin D and Calcium Supplementation Prevents Osteoporotic Fractures in Elderly Community Dwelling Residents: A Pragmatic Population-Based 3-Year Intervention Study. Journal of Bone and Mineral Research 2004;19:370-378

41. LeBoff MS, Kohlmeier L, Hurwitz S, Franklin J, Wright J, Glowacki J. Occult vitamin D deficiency in postmenopausal US women with acute hip fracture. JAMA 1999;281:1505-1511

42. Lips P, Graafmans WC, Ooms ME, Bezemer PD, Bouter LM. Vitamin D Supplementation and fracture incidence in elderly persons. A randomized, placebo-controlled clinical trial. Ann Intern Med 1996;124:400-406

43. Lukert B, Higgins J, Stoskopf M. Menopausal bone loss is partially regulated by dietary intake of vitamin D. Calcif Tissue Int 1992;51:173-179

44. MacLaughlin J, Hollick MF. Ageing decreases the capacity of human skin to produce vitamin D3. J Clin Invest 1985;76:1536-1538

45. Meier C, Woitge HW, Witte K, Lemmer B, Seibel MJ. Supplementation with oral vitamin D3 and calcium during winter prevents seasonal bone loss: A randomized controlled open-label prospective trial. J Bone Miner Res 2004;19:1221-1230

46. Meyer HE, Smedshaug GB, Kvaavik E, Falch JA, Tverdal A, Pedersen JI. Can vitamin D supplementation reduce the risk of fracture in the elderly? A randomized controlled trial. J Bone Miner Res 2002;17:709-715

47. Michaelsson K, Bergström R, Holmberg L, Mallmin H, Wolk A, Ljunghall S. A high dietary calcium intake is needed for a positive effect on bone density in swedish postmenopausal women. Osteoporosis Int 1997;7:155-161

48. Nguyen TV, Center JR, Eisman JA. Osteoporosis in elderly men and women: effects of dietary calcium, physical activity, and body mass index. J Bone Miner Res 2000;15:322-331

49. Nordin BEC. Calcium and osteoporosis. Nutrition 1997;13:664-686

50. Ooms ME, Roos JC, Bezemer PD, van der Vijgh WJF, Bouter LM, Lips P. Prevention of bone loss by vitamin D supplementation in elderly women: A randomized double-blind trial. J Clin Endocrinol Metab 1995;80:1052-1058

51. Pfeifer M, Begerow B, Minne HW, Abrams C, Nachtigall D, Hansen C. Effects of a short-term vitamin D and calcium supplementation on body sway and secondary hyperparathyroidism in elderly women. J Bone Miner Res 2000;15:1113-1118

52. Pfeifer M, Begerow B, Minne HW, Schlotthauer T, Pospeschill M, Scholz M, Lazarescu AD, Pollähne W. Vitamin D status, trunk muscle strength, body sway, falls, and fractures among 237 postmenopausal women with osteoporosis. Exp Clin Endocrinol Diabetes 2001; 109:87-92

53. Porthouse J, Cockayne S, King C, Saxon L, Steele E, Aspray T, Baverstock M, Birks Y, Dumville J, Francis R, Iglesias C, Puffer S, Sutcliffe A, Watt I, Torgerson DJ. Randomised controlled trial of supplementation with calcium and cholecalciferol (vitamin D3) for prevention of fractures in primary care. BMJ 2005;330:1003

54. Recker RR, Hinders S, Davies KM, Heaney RP, Stegman MR, Lappe JM, Kimmel DB. Correcting calcium nutritional deficiency prevents spine fractures in elderly women. J Bone Miner Res 1996:11:1961-1966

55. Reid IR, Mason B, Horne A, Ames R, Reid HE, Bava U, et al. Randomized controlled trial of calcium in halthy older women. Am J Med 2006;119:777-785

56. Rizzoli R, Boonen S, Brandi ML, Burlet N, Delmas p, Reginster JY. The role of calcium and vitamin D in the management of osteoporosis. Bone 2008;42:246-249

57. Scharla SH, Scheidt-Nave C, Leidig G, Woitge H, Wüster C, Seibel MJ, Ziegler R. Lower serum 25-hydroxyvitamin D is associated with increased bone resorption markers and lower bone density at the proximal femur in normal females: A population-based study. Exp Clin Endocrinol Diabetes 1996;104:289-292

58. Scharla SH, Scheidt-Nave C. Referenzbereich für die Serumkonzentration von 25-hydroxy-vitamin D in Deutschland. Clin Lab 1996;42:475-477

59. Scharla SH. Prevalence of subclinical vitamin D deficiency in different European countries. Osteoporos Int 1998;Suppl. 8:S7-S12

60. Scharla SH, Wolf S, Düll R, Lempert UG. Prevalence of low bone mass and endocrine disorders in hip fracture patients in southern Germany. Exp Clin Endocrinol Diabetes 1999;107:547-554

61. Scharla SH, Barth D, Bocionek P, Lempert UG. Ist künstliche UV-Licht-Bestrahlung geeignet zur Behandlung von Vitamin-D-Mangel und Knochenstoffwechselstörungen bei älteren Frauen? Osteologie 1999;8(Suppl 1):70

62. Scharla SH. Metabolische Osteopathien durch Vitamin D-Stoffwechselstörungen. Der Allgemeinarzt 1999; 21:907-914

63. Scharla SH. Epidemiology of vitamin-D-deficiency/insufficiency in different european countries. J Menopause 2000;Supplement 2:29-33

64. Simpson R, Thomas G, Arnold A. Identification of 1,25-Dihydroxyvitamin D3 receptors and activities in muscle. J Biol Chem 1985;260:8882-8891

65. Smith H, Anderson F, Raphael H, Crozier S, Cooper C. Annual intramuscular vitamin D and fracture in the elderly. J Bone Miner Res 2004;19:1032

66. Sorva A, Risteli J, Risteli L, Välimäki M, Tilvis R. Effects of vitamin D and calcium on markers of bone metabolism in geriatric patients with low serum 25-hydroxyvitamin D levels. Calcif Tissue Int 1991;49 (Suppl): S88-S89

67. The RECORD Trial Group. Oral vitamin D3 and calcium for secondary prevention of low-trauma fractures in elderly people (Randomised Evaluation of Calcium Or vitamin D): a randomised placebo-controlled trial. The lancet 2005; online publication April 28, 2005 www.thelancet.com

68. Trivedi DP, Doll R, Khaw KT. Effect of four monthly oral vitamin D3 (cholecalciferol) supplementation on fractures and mortality in men and women living in the community: Randomized double blind controlled trial. BMJ 2003;326:469

69. van Schoor, Visser M, Pluijm SMF, Kuchuk N, Smit JH, Lips P. Vitamin D deficiency as a risk factor for osteoporotic fractures. Bone 2008;42:260-266

70. Villareal DT, Civitelli R, Chines A, Avioli LV. Subclinical vitamin D deficiency in postmenopausal women with low vertebral bone mass. J Clin Endocrinol Metab 1991;72:628-634

71. Visser M, Deeg DJH, Lips P. Low vitamin D and high parathyroid hormone levels as determinants of loss of muscle strength and muscle mass (sarcopenia): the Longitudinal Aging Study Amsterdam. J Clin Endocrinol Metab 2003;88:5766-5772

5. Therapie der Osteoporose mit Bisphosphonaten

5.1. Einführung

Das erste Bisphosphonat wurde Mitte des 19. Jahrhunderts in Deutschland synthetisiert und damals als antikorrosive und komplexbildende Substanz in der Textil- und Ölindustrie eingesetzt. Ende der 60er Jahre wurden Bisphosphonate als Medikament weiter entwickelt und zum ersten Mal am Menschen eingesetzt [1,2].

Bisphosphonate sind stabile synthetische Analoge der Pyrophosphate. Die Bisphosphonatstruktur (P-C-P) unterscheidet sich von den Pyrophosphaten (P-O-P) durch den Austausch des Sauerstoffatoms durch ein Kohlenstoffatom. Ihr primärer Effekt ist die über die Suppression der Osteoklasten vermittelte Hemmung der Knochenresorption. Wie die Pyrophosphate haben Bisphosphonate die Eigenschaft der hohen Affinität zum Knochenmineral. Im Gegensatz zu den Pyrophosphaten widersteht die P-C-P-Struktur der Bisphosphonate der enzymatischen Hydrolyse durch Pyrophosphatase. Die Bindung zum Knochen ist primär durch die Eigenschaft der R1-Seitenketten am zentralen Kohlenstoffatom festgelegt. Die R2-Seitenketten bestimmen bei den verschiedenen Bisphosphonaten die antiresorptive Potenz und enthalten bei den Aminobisphosphonaten die Aminogruppe. Nicht-Aminobisphosphonate (Etidronat, Tiludronat und Clodronat) metabolisieren zum zytotoxischen Adenosintriphosphat-Biphosphat-Analog, welches die Zellfunktion inhibiert und auf diesem Weg über die Apoptose zum Zelltod der Osteoklasten führt. Aminobisphosphonate (Alendronat, Risedronat, Ibandronat, Pamidronat und Zoledronat) beeinflussen den Mevalonat-Stoffwechselweg über die Inhibition des Farnesyl-Pyrophosphat. Basierend auf den Seitenketten und der antiresorptiven Potenz sind die Bisphosphonate eingeteilt in Generationen.

Nach der Bindung an die mineralisierte Knochenoberfläche werden die Bisphosphonate durch die Osteoklasten aufgenommen. Sie inhibieren die Knochenresorption entweder durch einen direkten toxischen Effekt am Osteoklasten oder durch die Beeinflussung eines spezifischen intrazellulären Stoffwechselweges.

Zum jetzigen Zeitpunkt unterstützt die Evidenz die folgenden Effekte am Osteoklasten:

- Inhibition der osteoklastischen Formation und der Rekrutierung
- Inhibition der Osteoklastenaktivierung
- Inhibition der Aktivität von ausdifferenzierten Osteoklasten
- Einschränkung der Lebenszeit der Osteoklasten durch Induktion der Apoptose [1-3].

Des Weiteren gibt es histologische Hinweise, dass Bisphosphonate die Balance zwischen Knochenresorption und -formation ändern durch eine Stimulierung der Proliferation der Präosteoblasten und eine gesteigerte Osteoblastenproduktion von Osteoprotegerin, einem antiresorptiven Protein [4]. Dies würde einen Anstieg der Knochenmineraldichte (BMD) als ein Ergebnis des verzögerten Knochenumbaues und einer gesteigerten Mineralisation erklären. Eine Senkung der Marker der Knochenresorption unter einer Bisphosphonat-Therapie wird schnell innerhalb von 1-3 Monaten erreicht.

Der Mechanismus der Frakturreduktion unter einer Bisphosphonat-Therapie scheint multifaktoriell zu sein. Schätzungsweise nur bis zu 25 % der in klinischen Studien beobachteten Frakturrisikoreduktion können einer Zunahme der Knochenmineraldichte zugeordnet werden. Andere Faktoren, die eine entscheidende Rolle spielen können, sind der herunterregulierte Knochenumbau, eine Veränderung in der Mineralisation und im Kollagen sowie zelluläre Effekte. Es scheint ein Schwellenwert für die Abnahme des Knochenumbaus und die Zunahme der Knochenmasse zu existieren, über den hinaus eine weitere Frakturreduktion nicht erreicht werden kann [5]. Deshalb sind wahrscheinlich die Entwicklung und der Einsatz noch potenterer Bisphosphonate im Bezug auf eine Frakturreduktion nicht sinnvoll; diese könnten evtl. sogar Reparaturmechanismen negativ beeinflussen.

Die Potenz verschiedener Bisphosphonate wird durch Reduktion des Knochenumsatzes gemessen. Hierin wird Etidronat mit der Potenz 1 gleichgesetzt. Die skelettalen Halbwertszeiten der Bisphosphonate sind signifikant unterschiedlich. Für Risedronat wird eine Halbwertzeit von 480 Stunden angegeben. 85 % einer intravenösen Dosis werden nach 28 Tagen im Urin gefunden. Die terminale Halbwertszeit von Alendronat wird mit 10 Jahren angegeben.

Bisphosphonate werden gastrointestinal schlecht resorbiert und nur etwa 0,5-1 % der verabreichten Dosis wird in das Serum aufgenommen. Die gleichzeitige Aufnahme von Nahrung und calciumhaltigen Getränken inhibiert die Absorption in den ersten zwei Stunden nach der Einnahme zusätzlich. Aus diesem Grund wird die Einnahme nach der Nachtruhe für den Morgen ausschließlich mit normalem Leitungswasser empfohlen.

Eine deutliche Reduktion des Knochenumbaues könnte zu einer Akkumulation von Mikrofrakturen und zu einer gesteigerten skelettalen Fragilität führen. Es existieren Berichte über einen adynamischen Knochen ("*frozen bone*") und Mikrofrakturakkumulationen bei sehr hohen Dosen von Pamidronat (4-fache Dosis) bei einem Kind [6] und im Tierversuch mit Hunden bei 5- bis 10-facher Dosierung von Alendronat [7] und Risedronat.

5.2. Indikationen

Verschiedene Bisphosphonate sind indiziert
- für die Prävention und die Behandlung
  - der postmenopausalen Osteoporose
  - der Glucocorticoid-induzierten Osteoporose
  - der Osteoporose des Mannes
  - des Morbus Paget
  - der tumorinduzierten Hyperkalzämie
- zur Behandlung der Osteolysen des multiplen Myeloms und
- zur Prävention skelettaler Komplikationen von Knochenmetastasen.

Einige Bisphosphonate reduzieren signifikant das Frakturrisiko bei Patienten mit einem erhöhten Risiko für Frakturen, z.B. bei deutlich erniedrigter Knochenmasse, prävalenten Frakturen und anderen Risikofaktoren für Frakturen.

5.2.1. Effektivität der Erstgenerations-Bisphosphonate

■ Etidronat – Frakturreduktion

Etidronat wird aufgrund des nachgewiesenen Erfolges der Frakturreduktion in vielen Ländern für die Behandlung der Osteoporose eingesetzt. Eine Metaanalyse von 13 klinischen Studien, welche den Effekt einer zyklischen Etidronat-Therapie bei postmenopausaler Osteoporose untersuchte (90 Tage Regime mit 400 mg Etidronat täglich für 14 Tage, gefolgt von 500 mg Calcium täglich für weitere 76 Tage), zeigte im Vergleich zu Placebo für 1-2 Jahre eine signifikante Reduktion des Risikos von 37 %, eine Wirbelkörperfraktur zu erleiden [8-11]. In einer Studie konnte eine Frakturrisikoreduktion von 50-66 % unter Etidronat demonstriert werden. Retrospektive Daten zeigen trotz eines geringen Effektes von Etidronat auf die Knochenmineraldichte am peripheren Knochen, dass das Risiko für eine Hüftfraktur und die Inzidenz von extravertebralen Frakturen im Vergleich zu einer Placebotherapie signifikant reduziert werden konnten [12].

Aufgrund besserer Daten in Bezug auf Effektivität und Qualität der vorliegenden Studien sowie wegen eines besseren Nebenwirkungsprofils anderer Bisphosphonate wird Etidronat nur noch selten in der Therapie und Prävention der Osteoporose eingesetzt.

■ Clodronat – Frakturreduktion

Für den Effekt von Clodronat auf die Frakturreduktion existiert nur eine kontrollierte klinische Studie. 593 Frauen mit einer postmenopausalen oder einer sekundären Osteoporose wurden in 2 Gruppen randomisiert. Sie erhielten entweder Clodronat 800 mg täglich oral (n=292) oder Placebo (n=301). Alle Patienten erhielten zusätzlich eine Calcium-Supplementation von 500 mg täglich. Die Knochenmineraldichte wurde nach 6, 12, 24 und 36 Monaten gemessen, und für die Überprüfung morphometrischer vertebraler Frakturen wurden seitliche Wirbelsäulenröntgenaufnahmen zu Beginn der Studie und 1, 2 und 3 Jahre danach durchgeführt. Vertebrale Frakturen zeigten sich bei 63 Frauen in der Placebo-Gruppe und bei 33 in der Clodronat-Gruppe [33]. Dies erbrachte eine signifikante Risikoreduktion für vertebrale Frakturen von 46 %. Extravertebrale osteoporoseassoziierte Frakturen ereigneten sich bei 21 Frauen in der Placebo-Gruppe und bei 14 Frauen in der Clodronat-Gruppe [13].

Clodronat ist derzeit nicht zur Behandlung der Osteoporose zugelassen.

■ Tiludronat – Frakturreduktion

Tiludronat wurde für den Einsatz in der Therapie und Prävention der Osteoporose wenig untersucht und ist für diese Indikation nicht zugelassen.

Eine intermittierende zyklische Tiludronat-Therapie mit 100 mg oral täglich für 6 Monate, gefolgt von einer Placebotherapie für 6 Monaten, konnte keinen Nachweis einer Reduktion der Inzidenz von vertebralen Frakturen oder eines Anstiegs der Knochenmineraldichte an der Wirbelsäule zeigen [14].

5.2.2. Die Effektivität der Zweitgenerations-Bisphosphonate

■ Alendronat – Frakturreduktion

Alendronat wurde für die Prävention und die Behandlung der postmenopausalen Osteoporose im Jahre 1995 zugelassen. Die Frakturrisikoreduktion für Alendronat auf vertebrale und Hüftfrakturen ist gut dokumentiert. Bei postmenopausalen Frauen mit einer geringen Knochenmineraldichte und einer prävalenten Fraktur (1. Fracture Intervention Trial, FIT 1; n = 2.027), welche für 3 Jahre mit Alendronat 10 mg behandelt wurden, zeigte sich eine Reduktion der vertebralen, Hüft- und Handgelenksfrakturen von 50 % und multipler vertebraler Frakturen von 89 %. Alle extravertebralen Frakturen konnten um 19 % reduziert werden [15]. Bei postmenopausalen Frauen ohne Frakturen, aber mit einer erniedrigten Knochenmasse, welche für 4 Jahre mit Alendronat 10 mg therapiert wurden, zeigte sich eine Risikoreduktion für vertebrale Frakturen von 44 % (FIT 2). Eine *post-hoc*-Analyse dieser Studie für Patientinnen mit einem T-Score kleiner als -2,5 zeigte eine Risikoreduktion für klinische osteoporotische Frakturen von 36 % [16]. In einer ähnlichen Analyse für extravertebrale Frakturen bei einem T-Score größer als -2,5 konnte keine Risikoreduktion gefunden werden [17].

Eine signifikante Reduktion von 47 % für klinische extravertebralen Frakturen konnte die FOSIT-Studie (*Fosamax International Trial*) nach 12 Mona-

ten für Patienten mit einem T-Score kleiner als -2,5 zeigen [18].

In einer Metaanalyse verschiedener Alendronat-Studien wurde eine signifikante Reduktion des Frakturrisikos für klinische vertebrale Frakturen nach 1 Jahr und für Hüftfrakturen nach 18 Monaten gezeigt. Langzeitbeobachtungen über 7 Jahre und 10 Jahre bezogen ausschließlich Knochenstoffwechselparameter und Knochenmineraldichtedaten als Endpunkte ein.

> Aufgrund der konsistenten Datenlage in Studien mit hoher Qualität erhielt Alendronat in den DVO-Leitlinien zur Reduktion vertebraler und extravertebraler Frakturen bei der Therapie der postmenopausalen Osteoporose den höchsten Empfehlungsgrad (A).

■ Pamidronat – Frakturreduktion

Pamidronat ist für die Prävention und die Therapie der Osteoporose nicht zugelassen. Eine retrospektive Analyse einer monatlichen i.v.-Therapie mit 60 mg Pamidronat und einer täglichen Alendronat-Therapie erbrachte keine Differenz im Bezug auf das Auftreten neuer vertebraler Frakturen zwischen den beiden Gruppen [19]. Diese Studie sollte zeigen, dass i.v.-Pamidronat keine Unterlegenheit in der Behandlung der postmenopausalen Frauen mit Osteoporose im Vergleich zu oralem Alendronat aufweist.

Mehrere Studien zur Überprüfung des Knochenmineraldichteverlaufes der postmenopausalen Osteoporose unter einer Therapie mit Pamidronat wurden durchgeführt. Eine prospektive Studie verglich die Effekte einer i.v.-Therapie mit 60 mg Pamidronat alle 3 Monate mit Alendronat 10 mg täglich oral. Die Knochenmineraldichte in der Lendenwirbelsäule nahm in beiden Gruppen um etwa 4 % zu. Der Knochenmineraldichteanstieg der Hüfte war in beiden untersuchten Gruppen ebenfalls gleich. Daraus schloss die Studie, dass eine Therapie mit intravenösem Pamidronat alle 3 Monate genauso effektiv ist wie eine tägliche Alendronat-Gabe. Diese Untersuchung wurde insofern als relevant eingeschätzt, da damit Patienten, welche eine orale Bisphosphonat-Therapie nicht tolerieren oder bei denen sie kontraindiziert ist, eine relevante Therapiealternative zur Verfügung steht [20].

5.2.3. Effektivität der Drittgenerations-Bisphosphonate

▉ Risedronat – Frakturrisikoreduktion

Risedronat wurde im Jahr 2000 für die Prävention und die Therapie der Osteoporose zugelassen. Die große Frakturpräventionsstudie für Risedronat war die "*Vertebral Efficacy with Risedronate Trials*" (Wert; NA: *North American*; MN: *Multi-National*). Bei postmenopausalen Frauen mit einer prävalenten Fraktur wurde unter der Therapie mit 5 mg Risedronat über 3 Jahre eine Reduktion des vertebralen Frakturrisikos von 41 % und 49 % gefunden, wobei nonvertebrale Frakturen um 33 % und 39 % reduziert wurden. Multiple vertebrale Frakturen konnten um 77 % und 96 % reduziert werden [21,22]. Die potentielle Risikoreduktion wurde bis zu 65 % im 1. Jahr erreicht. *Post-hoc*-Analysen konnten eine signifikante Reduktion klinischer vertebrale Frakturen unter der Risedronat-Therapie bereits nach 6 Monaten zeigen [23]. VERT-MN wurde über zwei weitere Jahre (5 Jahre insgesamt) fortgeführt und zeigte eine 59 %ige Reduktion neuer vertebraler Frakturen. Nicht vertebrale Frakturen wurden numerisch um 41 % reduziert (NS). Dies ist die einzige Bisphosphonatstudie, bei der die Frakturwirksamkeit für mehr als 3 Jahre gezeigt wurde.

Eine weitere zweijährige Verlängerung ohne eine Placebo-Kontrolle zeigte eine Zunahme der Knochendichte von 11,5 % über 7 Jahre und die vertebrale Frakturrate in den Jahren 5-7 lag bei 3,8 %. Dies war vergleichbar mit der Frakturrate unter einer Risedronattherapie von 0-5 Jahren [24].

Die einzige randomisierte kontrollierte Studie mit der Verhinderung von Hüftfrakturen als primärem Endpunkt wurde für Risedronat durchgeführt (HIP; *HIP Intervention Program*). In diese Studie wurden 9.331 Patienten eingeschlossen im Alter zwischen 70 und 79 Jahren mit einer geringen Knochenmasse (Gruppe 1) oder über 80 Jahren mit klinischen Risikofaktoren für Frakturen aber ohne die Kenntnis der Knochendichte (Gruppe 2). Eine *intention-to-treat*(ITT)-Analyse der gesamten Kohorte zeigte eine Reduktion der Hüftfrakturen um 30 %. In der Gruppe 1 wurde eine Risikoreduktion von 40 % gefunden. In einer *post-hoc*-Analyse der Gruppe 1 bei Patienten mit vorbestehenden vertebralen Frakturen konnte eine 60 %ige Reduktion des Risikos für eine Hüftfraktur gefun-

den werden. In der Gruppe 2 wurde eine nicht signifikante Risikoreduktion für Hüftfrakturen von 20 % gefunden.

▉ Ibandronat – Frakturreduktion

Ibandronat ist zugelassen für die postmenopausale Osteoporose mit der Monatstablette Bonviva® 150 mg und der Quartalsspritze Bonviva® i.v. 3mg. Die BONE-Studie (*Ibandronate Osteoporosis Vertebral Fracture Trial in North America and Europe*) untersuchte den Effekt von 2,5 mg oralem Ibandronat täglich und einer intermittierenden Ibandronat-Therapie (12 x 20 mg Ibandronat jeden 2. Tag und 2 Monate keine Therapie) auf die Frakturprävention bei 2.946 postmenopausalen osteoporotischen Frauen im Vergleich zu Placebo [25].

> Die BONE-Studie ist die einzige Studie für ein orales Bisphosphonat, welche den Nachweis einer Frakturreduktion durch eine intermittierende Therapie erbrachte.

Alle Patientinnen erhielten 500 mg Calcium und 400 Einheiten Vitamin D täglich. Nach 3 Jahren zeigte sich für orales Ibandronat 2,5 mg täglich eine Reduktion des Risikos für neue vertebrale Frakturen von 62 %. Für intermittierende Dosierung mit einem Intervall von mehr als 2 Monaten konnte eine signifikante Risikoreduktion von 50 % erreicht werden. In einer *post-hoc*-Analyse konnte für das Auftreten schwerer und mittelschwerer Frakturen bereits nach 1 Jahr eine Risikoreduktion um 59 % gezeigt werden. Diese war konsistent bei 59 % bis zum 3. Jahr. Eine weitere *post-hoc*-Analyse bei Patientinnen mit einer Knochenmineraldichte des Schenkelhalses mit einem T-Score von kleiner als -3 zeigte über 36 Monate eine signifikante Reduktion extravertebraler Fakturen von 69 % (18 % Placebotherapie, 6 % Ibandronat 2,5 mg) [35]. Obwohl eben diese "2,5 mg täglich oral" 2003 zugelassen wurden, wurde diese Dosierung nicht in den Markt eingeführt.

Eine klinische Untersuchung mit 1 mg Ibandronat i.v. alle 3 Monate konnte keine signifikante Reduktion der vertebralen Frakturen erbringen [26].

> Ein *Investigator-Initiated-Trial* für 2 mg Iban-
> dronat jeden 3. Monat bei 115 Patienten mit ei-
> ner Glucocorticoid-induzierten Osteoporose
> zeigte eine signifikante Reduktion von vertebra-
> len Frakturen über 36 Monate im Vergleich zu
> einer Alfacalcidol-Therapie [27].

Für Ibandronat konnte in einer sogenannten *Brid-ging*-Studien nachgewiesen werden, dass verschiedene Dosierungen von 50-150 mg oral (1 x monatlich) und 3 mg i.v. dreimonatlich im Bezug auf die Surrogatparameter Knochenmineraldichte und Knochenresorptionsmarker einer täglichen oralen Gabe von 2,5 mg zumindest gleichwertig sind.

In der über 2 Jahre laufenden MOBILE-Studie mit 1.600 Patientinnen wurde nachgewiesen, dass die einmalige monatliche Gabe von 150 mg Ibandronat sehr gut verträglich und in Bezug auf Knochendichtezuwachs mindestens so effektiv ist wie die einmal tägliche Anwendung von 2,5 mg. Da im Bezug auf diese Parameter für 150 mg oral sogar eine Überlegenheit gezeigt werden konnte, wurde diese Dosierung für eine 1x monatliche orale Therapie zugelassen.

Eine weitere *Bridging*-Studie (DIVA; ca. 1.400 Patientinnen mit postmenopausaler Osteoporose) [11] führte zur Zulassung der ersten intravenösen Therapie der Osteoporose. Erneut konnte gezeigt werden, dass die intravenöse Verabreichung von 3 mg Ibandronat alle drei Monate in Bezug auf die Surrogatparameter Knochendichte und Knochenresorptionsmarker der täglichen Gabe von 2,5 mg signifikant überlegen ist. Die Verträglichkeit war bei der intravenösen Darreichungsform ebenfalls gut. Die so genannten "Grippe-ähnliche Erkrankungen" (vorübergehende "grippeähnliche" Symptome 1-3 Tage nach der Injektion) traten nur bei 4,5 % der Patienten auf und hier auch fast nur bei der ersten Gabe. Bedenken hinsichtlich der renalen Verträglichkeit ergaben sich nicht.

Die Verfügbarkeit eines intravenösen Bisphosphonates in der Therapie der postmenopausalen Osteoporose stellt einen großen Vorteil für all jene Patientinnen dar, die orale Bisphosphonate nicht einnehmen können (gastrointestinale Unverträglichkeit, kognitive Defizite, die Unfähigkeit zur Tabletteneinnahme). Eine intravenöse Anwendung einmal im Quartal verspricht deutliche Vorteile im Bezug auf die Compliance der Patienten im Vergleich zu oralen Bisphosphonaten

■ Zoledronsäure – Frakturreduktion

Zoledronsäure ist ein neues und potentes Aminobisphosphonat, das aufgrund seiner hohen Knochenaffinität und der hohen Wirkpotenz einmal jährlich als Kurzinfusion verabreicht wird. Die einmal jährliche Anwendung bietet große Vorteile hinsichtlich der Compliance im Vergleich mit oralen Bisphosphonaten. Die Wirksamkeit von Zoledronsäure 5 mg wird in einem der größten Studienprogramme für gutartige Knochenstoffwechselerkrankungen (HORIZON) an über 14.000 Patienten in verschiedenen osteologischen Indikationen untersucht. Zoledronsäure 5 mg wurde 2007 zur Behandlung der postmenopausalen Osteoporose zugelassen.

In die Zulassungsstudie HORIZON PFT wurden 7.776 postmenopausale Frauen im Alter von 65-89 Jahren eingeschlossen. Sie erhielten über 3 Jahre entweder einmal jährlich Zoledronsäure 5 mg oder Placebo. Hervorzuheben ist, dass die Patienten während der Studie zusätzlich zu einer Basistherapie, bestehend aus 1.000 -1.500 mg Calcium und 400-1.200 I.E. Vitamin D, eine definierte Begleittherapie gegen Osteoporose erhalten durften. Die Patienten wurden dementsprechend in zwei Strata randomisiert. Insgesamt wurden 23 unterschiedliche Endpunkte untersucht. Primäre Endpunkte waren die Reduktion des Risikos für Wirbelkörperfrakturen bei Patienten ohne Begleittherapie sowie des Risikos für Hüftfrakturen bei allen Patienten. Die einmal jährliche Gabe von Zoledronsäure 5 mg reduzierte das Risiko für Wirbelkörperfrakturen über 3 Jahre im Vergleich mit Placebo um 70 % und übertrifft damit die bisher unter oralen Bisphosphonaten beobachteten Werte. Die Häufigkeit von Hüftfrakturen, wurde signifikant um 41 % reduziert. Besonders bemerkenswert ist, dass auch alle sekundären Endpunkte der Studie mit hoher Signifikanz erreicht wurden. Diese umfassten unter anderem eine signifikante Reduktion des Risikos für nicht-vertebrale Frakturen um 25 % und eine Risikoreduktion für klinisch vertebrale Frakturen um 77 %. Zoledronsäure 5 mg führte im Vergleich mit Placebo über 3 Jahre zu einer anhaltenden und signifikanten Zunahme der Knochendichte an der Lendenwirbelsäure (+6,7 %), an der Gesamthüfte (+6,0 %) und am

Schenkelhals (+5,1 %). Zusätzlich wurden die Knochenumbaumarker reduziert und verliefen über 3 Jahre im prämenopausalen Normbereich.

> Zoledronsäure 5 mg ist somit das einzige Bisphosphonat, für das in einer Einzelstudie eine signifikante Reduktion des Risikos für alle relevanten osteoporotischen Frakturen (Wirbelkörper, Hüfte, nicht-vertebral) nachgewiesen werden konnte. Zusätzlich ist es das einzige zugelassene Bisphosphonat, für das bei nicht-täglicher Gabe eine Reduktion des Frakturrisikos gezeigt wurde.

In der kürzlich publizierten HORIZON RFT-Studie mit 2.127 Männern und Frauen konnte für Zoledronsäure 5 mg und damit erstmals für ein Bisphosphonat eine Reduktion weiterer klinischer Frakturen nach Hüftfraktur um 35 % nachgewiesen werden. Zusätzlich reduzierte in dieser Studie die Gabe von Zoledronsäure 5 mg nach Hüftfraktur signifikant die Mortalität um 28 % im Vergleich mit Placebo. Damit ist Zoledronsäure 5 mg der erste Wirkstoff, für den bei Osteoporose eine Reduktion der Mortalität gezeigt werden konnte.

5.2.4. Bisphosphonate bei der Osteoporose des Mannes

Verschiedene Studien untersuchten den Einsatz von Alendronat bei Männern mit Osteoporose und zeigten eine Zunahme der Knochenmineraldichte. In einer 2-Jahres-Untersuchung wurden 241 Männer mit Osteoporose (ein Drittel von ihnen hatte einen erniedrigten Testosteronspiegel) auf 10 mg orales Alendronat täglich oder Placebo randomisiert. Die Alendronat-Therapie zeigte eine signifikante Zunahme der Knochenmineraldichte an allen gemessenen Orten und eine signifikante Abnahme der Inzidenz von vertebralen Frakturen im Vergleich zu Placebo (0,8 vs. 7,1 %, p<0,02) [28].

Eine weitere 2-Jahres-Studie wurde an 134 Männern mit manifester Osteoporose und normalem Testosteronspiegel durchgeführt. Eine Gruppe erhielt 10 mg oral täglich Alendronat und die zweite Gruppe 1 µg/Tag Alfacalcidol. Im Vergleich zur Alfacalcidol-Gruppe zeigte die Alendronat-Gruppe eine größere Zunahme der Knochenmineraldichte an der Wirbelsäule. Die Inzidenz neuer vertebraler Frakturen lag bei 7,4 % in der Alendronat-Gruppe

und bei 18,2 % in der Alfacalcidol-Gruppe. Dieser Unterschied war jedoch nicht statistisch signifikant [34].

■ Behandlung der Osteoporose des Mannes mit Risedronat

Die Wirksamkeit von Risedronat-Natrium 35 mg einmal wöchentlich bei Männern mit Osteoporose (Altersbereich 36 bis 84 Jahre) wurde in einer zweijährigen, doppelblinden, Placebo-kontrollierten Studie mit 284 Patienten (Risedronat-Natrium 35 mg n = 191) nachgewiesen. Alle Patienten erhielten ergänzend Calcium und Vitamin D. Zunahmen des BMD wurden bereits 6 Monate nach Beginn der Behandlung mit Risedronat-Natrium beobachtet. Risedronat-Natrium 35 mg einmal wöchentlich führte im Vergleich zu Placebo nach zweijähriger Behandlung zu BMD-Zunahmen an der Lendenwirbelsäule, am Oberschenkelhals, Trochanter und an der gesamten Hüfte. Eine Wirksamkeit gegen Frakturen wurde in dieser Studie nicht belegt. Die Wirkung von Risedronat-Natrium auf den Knochen (BMD-Zunahme und BTM-Abnahme) ist bei Männer und Frauen ähnlich [Boonen S].

5.2.5. Glucocorticoid-induzierte Osteoporose

Mehrere Studien haben die Effektivität von Bisphosphonaten in der Prävention oder der Therapie der Glucocorticoid-induzierten Osteoporose bei Männern und Frauen überprüft. Drei randomisierte Studien zeigten, dass zyklisches Etidronat einen Knochenmineralverlust und die Inzidenz von vertebralen Frakturen bei Patienten mit einer Glucocorticoid-Therapie von 7,5 mg und höher reduzieren kann. Weitere Studien mit Alendronat und Risedronat konnten eine Prävention und einen Behandlungseffekt auf die Glucocorticoid-induzierte Osteoporose durch Bisphosphonate nachweisen. Alendronat reduzierte das relative Risiko für vertebrale Frakturen um 40 % [29]. Zwei Studien mit Risedronat bei Patienten mit Glucocorticoid-Therapie zeigten eine vertebrale Risikoreduktion von ca. 70 % [30-32].

Der Einsatz von Bisphosphonaten in der Prävention und der Behandlung der Glucocorticoid-induzierten Osteoporose ist gut belegt. Effektive Behandlungen beinhalten die zyklische Etidronat-Therapie, 10 mg/Tag Alendronat sowie 5 mg/Tag Risedronat.

5.3. Nebenwirkungen

Kurz nach der Einführung von Alendronat wurden mehrere Fälle von gastrointestinalen Nebenwirkungen berichtet. In den klinischen Studien wurden zwischen 20 und 40 % gastrointestinale Nebenwirkungen dokumentiert, welche aber im Allgemeinen auf Placebo-Niveau lagen.

Bei intravenöser Bisphosphonat-Gabe wird von den Patienten über grippeähnliche Symptome innerhalb der ersten 48 Stunden nach der Infusion berichtet, so z.B. Fieber (15 %), Muskelschmerzen (15 %), Gelenkschmerzen (5 %) und Übelkeit (10 %). Bei schnellen Infusionen von Pamidronat und Zoledronat wurde bei onkologischen Patienten Nierenversagen beschrieben. Jüngst häufen sich Berichte über Kieferosteonekrosen, assoziiert mit dem Einsatz von Zoledronat und Pamidronat bei Patienten mit multiplem Myelom und Mammakarzinom. Skelettale Nebenwirkungen wie z.B. Mineralisationsstörungen wurden für Etidronat berichtet, jedoch für keines der moderneren Bisphosphonate. Eine eingeschränkte Frakturheilung wurde bei Tieren unter einer kontinuierlichen Therapie mit Etidronat beschrieben, aber ebenfalls nicht für modernere Bisphosphonate.

Obwohl eine Bisphosphonat-Therapie der Osteoporose in klinischen Studien bis zu 10 Jahren bisher sicher erscheint, bleiben Bedenken im Bezug auf

- Kumulative Gesamtdosis im Knochen
- Retention der Substanz im Knochen
- einen reduzierten Knochenumbau mit eingeschränkter Knochenreparation
- Akkumulation von Mikrofrakturen und
- Zunahme des Frakturrisikos

5.4. Zusammenfassung

Die Substanzgruppe der Bisphosphonate sind potente Inhibitoren der Knochenresorption. Sie werden häufig in der Prävention und Therapie der Osteoporose eingesetzt. Zahllose klinische Studien haben eine konsistente Reduktion des Risikos für vertebrale Frakturen unter dem Einsatz der Bisphosphonate erbracht. Des Weiteren konnte eine klare Reduktion des Hüftfrakturrisikos und des Risikos für extravertebrale Frakturen nachgewiesen werden. Die Bisphosphonate werden nach ihrer Potenz und ihrer chemischen Struktur in 3 Generationen eingeteilt. Als Substanzgruppe werden diese insgesamt gut vertragen. Toxizitäten bei richtiger Anwendung sind gering. Alternative Dosierungen wie z.B. monatlich, 3-monatlich oder jährlich als orale oder i.v.-Gabe werden wahrscheinlich die Compliance der Patienten verbessern. Des Weiteren konnte in den klinischen Studien die Sicherheit und die Effektivität der Bisphosphonate über einen Zeitraum von (bisher) 7 Jahren nachgewiesen werden.

5.5. Literatur

1. Fleisch H. 1998 Bisphosphonates: mechanisms of action. Endo Rev 19:80-100.

2. Rogers MJ. Russell RGG. 1999 Bisphosphonates: from the labortory to the clinic and back again. Bone 25;97-106.

3. Vasikaran SD. 2001 Bisphosphonates: an overview with special reference to alendronate. Ann Clin Biochem 38:608-623.

4. Van Beek ER, Lowik CW. Papapoulos SE. 2002 Bisphosphonates suppress bone resorption by a direct effect on early osteoclast precursors without affecting the osteoclastogenic capacity of osteogenic cells: the role of protein geranylation in the action of nitrogen-containing bisphosphonates on osteoclast precursors. Bone 30:64-70.

5. Eastell R, BArton I, Hannon R, et al. 2001 Antifracture efficacy of risedronate prediction by change in bone resorption markers. J Bone Miner Res 16:163.

6. Whyte MP, Wenkert D, Clements KL, McAlister WH, Mumm S. 2003 Bisphosphonate-induced osteopetrosis. N Engl J Med 349:457-463.

7. Mashiba T, Turner CH, Hirano T, Forwood MR, Johnston CC, Burr DB 2001 Effects of suppressed bone turnover by bisphosphonates on microdamage accumulation and biomechanical properties in clinically relevant skeletal sites in beagles. Bone 28:524-531.

8. Cranney A, Guyatt G, Krolicki n, et al. 2001 A meta-analysis of etidronate for the treatment of postmenopausal osteoporosis. Osteoporosis Research Advisory Group. Osteoporos Int 12:140-151.

9. Storm T, Kollerup G, Thamsborg G, et al. 1996 Five years of clinical experience with intermittent cyclic etidro-

nate for postmenopausal osteoporosis. J Rheumatol 23: 1560-1564.

10. van Staa TP, Abenhaim L, Cooper C. 1998 Use of cyclic etidronate and prevention of nonvertebral fractures. Brit J Rheumatol 37:87-94.

11. Miller PD, Watts NB, Licata AA, et al. 1997 Cyclic etidronate in the treatment of postmenopausal osteoporosis: efficacy and safety after seven years of treatment. Am J Med 103:468-476.

12. Wimalawansa SJ. 1998 A four-year randomized controlled trial of hormone replacement and bisphosphonate, alone or in combination, in women with postmenopausal osteoporosis. Am J Med 104:219-226.

13. McCloskey E, Selby P, deTakats D, et al. 2001 Effects of clodronate on vertebral fracture risk in osteoporosis: a 1-year interim analysis. Bone 28:310-315.

14. Reginster JY, Lecart MP, Deroisy R, et al. 1989 Prevention of postmenopausal bone loss by tiludronate. Lancet 2:1469-1471.

15. Recker R, Ensrud K, Diem S, et al. 2004 Normal Bone histomorphometry and 3D microarchitecture after 10 years alendronate treatment of postmenopausal women. J Bone Miner Metab 19(Suppl 1):15 (abstract)

16. Black D, Schwartz A. Ensrud K, et al. 2004 A 5 year randomized trial of the long-term efficacy and safety of alendronate: The FIT Long-term Extension (FLEX). J Bone Miner Metab 04;19(Suppl 1):45 (abstract)

17. Heijckmann AC, Juttman JR, Wolffenbuttel BH. 2002 Intravenous pamidronate compared with oral alendronate for the treatment of postmenopausal osteoporosis. Neth J Med 60:315-319.

18. Watts NB. 2001 Treatment of osteoporosis with bisphosphonates. Rheum Dis Clin North AM 27:197-214.

19. McClung M, Geusens P, Miller P, et al. 2001 Effect of risedronate on the risk of hip fracture in elderly women. N Engl J Med 344:333-340.

20. Vis M, Bultink L, Dijkmans B, Lems W. 2004 The effect of oral alendronate versus intravenous pamindronate on bone mineral density in patients with osteoporosis. J Bone Miner Metab 19(Suppl 1):311 (abstract)

21. Harris ST, Watts NB, Genant HK, et al. 1999 Effects of risedronate treatment on vertebral and nonvertebral fractures in women with postmenopausal osteoporosis: a randomized controlled trial. Vertebral Efficacy With Risedronate Therapy (VERT) Study Group. JAMA 282: 1344-1352.

22. Reginster J, Minne HW, Sorensen OH, et al. 2000 Randomized trial of the effects of risedronate on vertebral fractures in women with estabilished postmenopausal osteoporosis. Vertebral Efficacy with Risedronate Therapy (VERT) Study Group. Osteoporos Int 11:83-91.

23. Watts N, Adami S, Chesnut CH 3rd, et al.2001 Risedronate reduces the risk of clinical vertebral fractures in just 6 months. J Bone Miner Res 16:407.

24. Mellstrom DD, Sorensen OH, Goemacre S, Roux C, Johnson TD, Chines AA. 2004 Seven years of treatment with risedronate in women with postmenopausal osteoporosis. Calcif Tissue Int 75:462-468.

25. Chestnut III CH, Skag A, Christiansen C, et al. 2004 Effects of oral ibandronate administered daily or intermittently on fracture risk in postmenopausal osteoporosis. J. Bone Miner Res 19:1241-1249.

26. Thiebaud D, Burckhardt P, Kriegbaum H, et al. 1997 Three monthly intravenous injections of ibandronate in the treatment of postmenopausal osteoporosis. Am J Med 103:298-307.

27. Ringe JD, Dorst A, Faber H, Ibach K, Sorenson F. 2003 Intermittent intravenous ibandronate injections reduce vertebral fracture risk in cortcosteroid-induced osteoporosis: results from a long-term comparative study. Osteoporos Int 14:801-807.

28. Orwoll E, Ettinger M, Weiss S, et al. 2000 Alendronate for the treatment of osteoporosis in men. N Engl J Med 343:604-610.

29. Saag KG, Emkey R, Schnitzer TJ, et al. 1998 Alendronate for the prevention and treatment of glucocorticoid-induced osteoporosis. N Eng J Med 339:292-299.

30. Reid DM, Hughes RA, Laan RF, et al. 2000 Efficacy and safety of daily risedronate in the treatment of corticosteroid-inducred osteoporosis in men and women: a randomized trial. J Bone Miner Res 15:1006-1123.

31. Cohen S, Levy RM, Keller M, et al. 1999 Risedronates therapy prevents corticosteroid-induced osteoporosis bone loss. Arthritis Rheum 42:2309-2318.

32. Boutsen Y, Jamart J, Esselinckx W, Devogelaer JP. 2001 Primary prevention of glucocorticoid-induced osteoporosis with intravenous pamidronate and calcium: a prospective controlled 1-year study comparing a single infusion and infusion given once every 3 months, and calcium alone. J Bone Miner Res 16:104-112.

33. McCloskey E, Selby P, Davies M et al. 2004 Clodronate reduces vertebral fracture risk in women with postmenopausal or secondary osteoporosis: results of a double-blind, placebo-controlled 3-year study. J Bone Miner Res 19(5):728-36..

34. Ringe JD, Dorst A, Faber H, Ibach K 2004 Alendronate treatment of established primary osteoporosis in men: 3year results of a prospective, comparative two-arm study. Rheumatol Int 24 (2): 110-113.

35. McClung MR, Wasnich RD et al. (Oral Ibandronate Study Group) 2004 Oral daily ibandronate prevents bone loss in early postmenopausal women without osteoporosis. J Bone Miner Res 19(1):11-18.

6. Raloxifen (SERM) in der Therapie der postmenopausalen Osteoporose

6.1. Einführung

Die Diagnose der Osteoporose, als Kombination aus Anamnese mit Erfassung der individuellen Risikofaktoren, körperlicher Untersuchung, Knochenmineraldichtemessung und gegebenenfalls weiterer radiologischer und laborchemischer Untersuchungen, erfordert eine individuell adaptierte, spezifische Therapie [1]. Wie aus der Pathophysiologie ersichtlich, spielen die Sexualhormone eine entscheidende Rolle in der Entstehung der primären postmenopausalen Osteoporose. Mit der konventionellen Hormontherapie (HT) besteht seit Jahrzehnten eine wirkungsvolle Option in der Prävention der Osteoporose [2] (☞ Kap. 7.). Am Knochen führen Estrogene über eine direkte, rezeptorvermittelte Wirkung an Osteoblasten und Osteoklasten sowie über autokrine und parakrine Wirkungen zu einer Hemmung der Osteoklasten. Neben einer Normalisierung der zuvor gesteigerten Knochenresorption kommt es über eine Stimulation der Osteoblasten, **Senkung des Remodeling, Auffüllen von Resorptionslakunen, Erhöhung der Mineralisation der Matrix und über Reduktion der aktiven Umbaustellen** zu einem dosisabhängigen Anstieg der Knochenmineraldichte [3]. Zusätzlich kommt es über eine gesteigerte Vitamin D-Synthese zu einer verbesserten intestinalen Calciumresorption. Weitere extraskelettale, frakturrelevante Wirkungen liegen in einer gesteigerten muskulären Durchblutung und einer Verbesserung der neuromuskulären Erregbarkeit [4]. Die Durchführung einer HT birgt jedoch auch Risiken (☞ Kap. 7.).

6.2. Das Wirkprinzip der selektiven Estrogen-Rezeptormodulatoren (SERM)

Ziel der Entwicklung der SERM war es, über die physiologische Signalkette des Estrogen-Rezeptors gewebsspezifische erwünschte Estrogen-agonistische Wirkungen am Knochenstoffwechsel und am kardiovaskulären System sowie Estrogen-antagonistische Wirkungen am Uterus und an der Brustdrüse zu erzielen [6]. Der erste selektive Estrogen-Rezeptormodulator, der im Rahmen der adjuvanten Therapie des rezeptorpositiven Mammakarzinoms in die klinische Praxis eingeführt wurde, war Tamoxifen [3]. Neben der positiven Wirkung auf die Rezidivrate beim Mammakarzinom zeigt das Profil von Tamoxifen einen ebenfalls positiven Effekt auf den Knochenstoffwechsel und die Knochenmineraldichte sowie auf den Fettstoffwechsel postmenopausaler Frauen [4]. In Bezug auf die Wirkung von Tamoxifen auf den Uterus ist allerdings ein stimulatorischer Effekt und eine erhöhte Rate an Endometriumkarzinomen bekannt [5].

Seit 1998 steht mit Raloxifen, chemisch ein Benzothiophenderivat, als SERM der 2. Generation eine Substanz zu Verfügung, welche ihre pharmakologische Wirkung durch direkte Interaktion mit dem Estrogen-Rezeptor entfaltet [6].

Unter Raloxifen kommt es über eine physiologische Signalkette zu gewebsspezifischen, Estrogen-agonistischen Wirkungen am Knochenstoffwechsel sowie zu Estrogen-antagonistischen Wirkungen am Uterus und an der Brustdrüse [5,6]. Auch wenn die Substanz selbst keine Steroidstruktur besitzt, geht sie spezifische Bindungen mit Estrogen-Rezeptoren ein und löst damit gewebsspezifisch teils agonistische, teils antagonistische Effekte aus.

Die agonistische Wirkung lässt sich durch die Aktivierung alternativer Signalketten erklären, wie sie zum Beispiel für das Gen TGFβ3 (TGF = *transforming growth factor*), einem potenten Osteoklasten-Inhibitor, belegt ist [7]. Ein weiterer Faktor für die teils gleich-, teils gegensinnige Wirkung der SERM zum Estrogen liegt in der unterschiedlichen Affinität zum Estrogen-Rezeptor α und β und deren gewebsspezifischer Verteilung, die eine hohe Heterogenität aufweist [8]. Während sich α-Rezeptoren vermehrt an der Brustdrüse, dem Uterus und in der Leber nachweisen lassen, findet man β-Rezeptoren vorwiegend im Knochengewebe, den Blutgefäßen, der Lunge und im Urogenitaltrakt. Im ZNS finden sich beide Rezeptoren zu etwa gleichen Teilen [7,9]. Bei gleichzeitigem Vorhandensein von Estrogen und SERM wirken diese als Antagonisten im klassischen Sinne, indem sie mit den Estrogenen um die Bindungstelle am Rezeptor konkurrieren und diesen kompetitiv hemmen [10] (☞ Abb. 6.1).

Das Wissen um die antagonisierende Wirkung der SERM an der Brustdrüse wird seit Jahrzehnten erfolgreich in der adjuvanten Therapie des Mammakarzinoms eingesetzt. Mit dem SERM der "ersten Generation", dem Tamoxifen, werden die Estrogen-Rezeptoren des rezeptorpositiven Mammakarzinoms blockiert, was zu einer verminderten Proliferationsrate führt [11,12]. Hieraus erklärt sich die positive Wirkung auf die Rezidivrate und die Überlebenszeit [3,13-16].

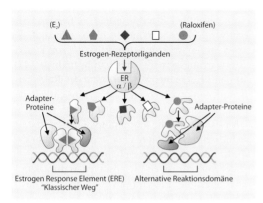

Abb. 6.1: Transkriptionswege des Estrogen-Rezeptors. Modifiziert nach [17].

6.3. **Einfluss von Raloxifen auf das Skelettsystem/Osteoporose**

Am Knochen zeigt Raloxifen primär eine antiresorptive Wirkung. Diese wird vermittelt über eine Hemmung der osteoklastären Resorption, während die osteoblastäre Neubildung der Knochenmatrix scheinbar unverändert fortschreitet [15,18,19].

Dies führt zur Hemmung des zuvor bestehenden progredienten Knochensubstanzverlustes, gefolgt von einer Erhöhung der Knochenmineraldichte mit Stabilisierung auf höherem Niveau.

Die MORE-Studie (*Multiple Outcomes of Raloxifene Evaluation*) untersuchte 7.705 postmenopausale Frauen mit Osteoporose im Rahmen einer placebokontrollierten, randomisierten Doppelblindstudie mit einer Zuteilung in drei Gruppen: Placebo, Raloxifen 60 und 120 mg/d. Eine Therapie mit

Raloxifen 60 mg täglich führte nach vier Jahren zu einer signifikanten Erhöhung der Knochenmineraldichte gegenüber Placebo von 2,6 % an der Lendenwirbelsäule sowie von 2,1 % am Oberschenkelhals (☞ Abb. 6.2) [20].

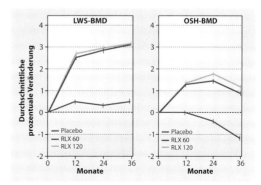

Abb. 6.2: Durchschnittliche prozentuale Veränderung der Knochenmineraldichte (**BMD**) an Lendenwirbelsäule (**LWS**) und Oberschenkelhals (**OSH**). Modifiziert nach [21].

Die Ergebnisse der MORE-Studie belegen hinsichtlich des primären Endpunktes eine schnelle und anhaltende Senkung des vertebralen Frakturrisikos. Die Auswertung der Einjahresdaten zeigte eine Risikoreduktion für neue klinische vertebrale Frakturen bei Frauen mit und ohne vorbestehende Frakturen von 68 %. In den ersten drei Jahren reduzierte sich das Risiko für eine Wirbelkörperfraktur bei Frauen ohne vorbestehende Fraktur um 55 %, das für multiple Frakturen um 93 % (☞ Abb. 6.3) [21,22].

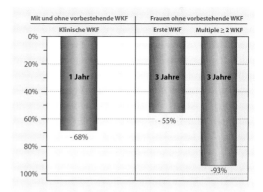

Abb. 6.3: Schnelle und anhaltende Reduktion osteoporosebedingter Wirbelkörperfrakturen (**WKF**) nach einem und nach drei Jahren einer Therapie mit Raloxifen 60 mg/Tag. Modifiziert nach [21].

Eine Analyse der Frakturraten im 4. Behandlungsjahr allein erbrachte im Vergleich zu Placebo eine ebenfalls signifikante Reduktion des vertebralen Frakturrisikos, und zwar in der gleichen Größenordnung, wie sie in den ersten drei Jahren der Therapie beobachtet wurde, so dass von einem anhaltenden frakturensenkenden Effekt unter der Raloxifen-Behandlung ausgegangen werden kann [20].

Primär konnte eine Reduktion des Risikos für extravertebrale Frakturen nicht nachgewiesen werden, so dass hierfür keine Zulassung besteht. Im Rahmen einer Subgruppenanalyse des MORE-Studienkollektivs konnte jedoch gezeigt werden, dass auch die Rate an neu auftretenden extravertebralen Frakturen bei Frauen mit vorbestehenden, höhergradigen, sog. schweren Wirbelfrakturen (SQ Grad 3) - also bei Frauen mit vorbestehender ausgeprägter Osteoporose - signifikant um 47 % gesenkt wird [23]. Eine spezielle Strukturanalyse des Oberschenkelhalses ergab eine signifikante Verbesserung der "Axialen Resistance" und des "Bending-Stress". Eine zusätzliche periostale Knochenapposition war nicht nachweisbar [24].

Eine aktuelle Metaanalyse aller Studien mit Raloxifen, in denen Frakturdaten erhoben wurden, zeigte eine Gesamt-OR (*Odds Ratio*) der Frakturrisikoreduktion für vertebrale Frakturen von 0,6 (95 % CI, 0,49-0,74). Raloxifen konnte somit in dieser Metaanalyse das Risiko für eine neue Wirbelkörperfraktur um 40 % senken [25]. *Post-hoc*-Auswertungen der MORE-Studie zeigen, dass die frakturensenkende Wirkung an der Wirbelsäule unabhängig von klinischen Risikofaktoren ist, aber möglicherweise eine Abhängigkeit von der Ausprägung der Knochenmineraldichteerniedrigung besteht, wobei die Effektivität von Raloxifen bei Frauen mit niedrigeren Ausgangswerten der Knochenmineraldichte der Lendenwirbelsäule steigt [26]. Aufgrund der mit den Bisphosphonaten, Östrogenen, Strontiumranelat und Teriparatid vergleichbaren Frakturreduktion erfolgte die Λ-Klassifizierung im Rahmen der S-III Leitlinien 2006 zur "Prophylaxe, Diagnostik und Therapie der Osteoporose bei Frauen ab der Menopause, bei Männern ab dem 60. Lebensjahr" des Dachverbandes Osteologie (DVO) [1] (http://lutherhaus.de/osteo/leitlinien-dvo).

6.4. Wirkungen von Raloxifen auf andere Organsysteme

6.4.1. Brustdrüse

An der Brustdrüse ließ sich in der MORE-Studie für Raloxifen bei Frauen mit Osteoporose eine geringere Inzidenz des rezeptorpositiven Mammakarzinoms nachweisen. In einer Auswertung der gepoolten Dosierungen von Raloxifen über 4 Jahre zeigte sich im Vergleich zur Kontrollgruppe ein signifikanter Rückgang neu diagnostizierter Mammakarzinome um 62 %. In Abhängigkeit vom Estrogen-Rezeptorstatus (ER) ergab sich eine Reduktion des Risikos für ein invasives ER-positives Mammakarzinom gegenüber Placebo um 84 %. Die Rate ER-negativer Mammakarzinome blieb aufgrund der estrogenrezeptorvermittelten Wirkung von Raloxifen erwartungsgemäß jedoch unbeeinflusst [27]. Um den Effekt einer Verlängerung der Raloxifen-Therapie um weitere vier Jahre hinsichtlich des Mammakazinomrisikos zu untersuchen, wurde an die MORE-Studie die sogenannte CORE-Studie angeschlossen (*Continuing Outcomes Relevant to Evista*). In den vier Jahren Anschlusstherapie war die Inzidenz des invasiven ER-positiven Mammakarzinoms gegenüber Placebo um 66 % gesenkt (HR = 0,34, 95 % CI, 0,18- 0,66; ☞ Abb. 6.4).

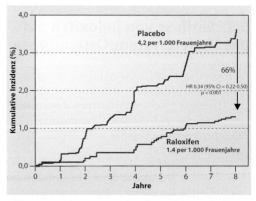

Abb. 6.4: Wirkung von Raloxifen auf das Risiko für invasive Mammakarzinome im Rahmen der CORE-Studie (8 Jahre; Raloxifen 120/60 mg/d vs. Placebo). Modifiziert nach [28].

Die Analyse über die achtjährige Gesamttherapie ergab hinsichtlich der Inzidenz der invasiven ER-positiven Mammakarzinome eine Reduktion um 76 % (HR 0,24, 95 % CI, 0,15-0,40). Die ERnegativen Karzinome blieben auch in dieser Untersuchung erwartungsgemäß unbeeinflusst [28].

Zusätzlich lieferte die STAR-Studie (*Study of Tamoxifen And Raloxifene*) in 2006 zu dieser Fragestellung interessante Ergebnisse. Es wurden 19.747 Patientinnen mit einem erhöhten Brustkrebsrisiko entweder mit Tamoxifen oder Raloxifen über 5 Jahre therapiert. Mit Tamoxifen konnte bereits im *Breast Cancer Prevention Trial* (BCPT P1) eine signifikante Reduktion des Auftretens eines Mammakarzinoms bei Risikopatientinnen belegt werden. Das Ziel der STAR-Studie waren die Auswirkungen von Raloxifen auf das Brustkrebsrisiko und andere Sicherheitsaspekte wie Frakturen und das Gebärmutterkrebsrisiko im Vergleich zu Tamoxifen zu untersuchen. Raloxifen zeigte sich in der Reduktion des invasiven Mammakarzinomrisikos ebenso effektiv wie Tamoxifen (☞ Abb. 6.5).

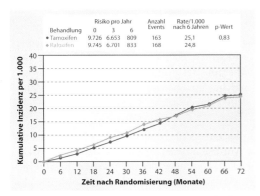

Abb. 6.5: Wirkung von Raloxifen auf das Risiko für invasive Mammakarzinome im Rahmen der STAR-Studie. Nachweis der *non-inferiority* versus Tamoxifen. Modifiziert nach [42].

Seit dem September 2007 liegt in den USA die Zulassung zur Risikoreduktion des invasiven Mammakarzinoms bei postmenopausalen Frauen mit Osteoporose sowie erhöhtem Mammakarzinomrisiko vor. Eine Zulassung in Europa existiert nicht.

6.4.2. Kardiovaskuläres System

In Bezug auf tatsächlich auftretende, harte klinische kardiovaskuläre Endpunkte wie Herzinfarkt und Schlaganfall ergab sich im Rahmen der MORE-Studie in der Gesamtpopulation nach 4-jähriger Behandlung kein Unterschied zu Placebo[29]. In Bezug auf Untersuchungen mehrerer Surrogat-

parameter zeigte sich eine signifikante Reduktion von LDL und Lp(a) sowie Apolipoprotein B. HDL, Apolipoprotein A1 und Triglyzeride zeigten keine signifikanten Veränderungen [30]. Ferner kommt es im Vergleich zu Placebo zu einer signifikanten Senkung des Fibrinogens [31]. Als ebenfalls günstig ist die Wirkung auf das C-reaktive Protein einzustufen. In einer über 6 Monate dauernden placebokontrollierten, klinischen Studie wurde die Wirkung von Raloxifen mit der einer kontinuierlich-kombinierten HT (konjugierte equine Estrogene 0,625 mg + MPA 2,5 mg) verglichen. Das C-reaktive Protein blieb in der Placebo-Gruppe unverändert. In der Raloxifen-Gruppe kam es zu einer nichtsignifikanten, sechsprozentigen Abnahme des C-reaktiven Proteins, während es unter der Hormontherapie zu einem signifikanten Anstieg dieses kardiovaskulären Risikofaktors kam [31,32, 33].

In Bezug auf harte klinische kardiovaskuläre Endpunkte wurde die 2006 publizierte RUTH-Studie (*Raloxifene Use for The Heart*) durchgeführt, um Risiken und Nutzen einer Raloxifen-Therapie bei Patientinnen mit koronarer Herzerkrankung (KHK) oder multiplen Risikofaktoren für eine KHK zu untersuchen. Primäre Endpunkte waren die Einflüsse auf die KHK und das invasive Mammakarzinom. Es wurden 10.101 Frauen über 5,6 Jahre mit Raloxifen 60 mg oder Placebo behandelt. Es zeigte sich kein signifikanter Einfluss auf das Risiko koronarer Herzerkrankungen oder das der Mortalitätsrate. Das Gesamtrisiko für Schlaganfälle war nicht erhöht, allerdings fand sich eine signifikant erhöhte Anzahl tödlicher Schlaganfälle in der Therapiegruppe [43].

6.4.3. Uterus

Als wichtiger Unterschied zum Tamoxifen und zur Estrogen-Monotherapie verursacht Raloxifen keinen stimulierenden Effekt auf das Endometrium [5,35]. Uterine Blutungen traten unter Raloxifen nicht häufiger als bei den Kontrollen auf [30]. Auch nach dreijähriger Behandlung konnte im Rahmen von über 3.000 Ultraschalluntersuchungen sowie Endometriumbiopsien keine Zunahme der Endometriumdicke bzw. von Endometriumhyperplasien/-karzinomen im Vergleich zur Placebo-Gruppe festgestellt werden [27,30,36,37]. Vaginale Blutungen oder endometriale Hyperplasien, die unter einer Raloxifen-Therapie auftreten, können also nicht durch die Wirkung von Raloxifen auf das Endometrium erklärt werden und sind dementsprechend abklärungsbedürftig.

6.5. Risiken und Nebenwirkungen einer Therapie mit Raloxifen

Raloxifen zeigt in der zugelassenen Dosierung von 60 mg/d, die unabhängig von der Tageszeit oder Mahlzeiten eingenommen werden kann, ein gut verträgliches Wirkprofil. Von klinischer Bedeutung kann die mögliche Zunahme von Hitzewallungen sein. Diese waren in Studien insbesondere bei der Gruppe der 55-Jährigen um etwa 6 % gegenüber den Kontrollen erhöht, wobei diese Nebenwirkung vor allem in den ersten sechs Behandlungsmonaten auftrat [38, 27]. Des Weiteren traten Wadenkrämpfe bei zirka 5,5 % der Patientinnen auf (1,9 % in der Placebo-Gruppe).

Die klinisch bedeutsamste Nebenwirkung ist jedoch das erhöhte Risiko für thromboembolische Erkrankungen. Hierbei zeigte sich im Vergleich zu den Kontrollen bei einer insgesamt niedrigen Inzidenz unter einer Therapie mit Raloxifen etwa eine Verdoppelung des Risikos für eine tiefe Venenthrombose, Lungenembolie und Retinavenenthrombose. Dies entspricht der Risikoerhöhung unter einer Tamoxifen-Therapie [37,39,40,41] (☞ Abb. 6.6 und Kap. 7.7.3.).

In der vierjährigen Verlängerung der CORE-Studie zeigte sich in den vier Folgejahren der Therapie mit Raloxifen keine Risikoerhöhung für Wechseljahrsbeschwerden und Wadenkrämpfe mehr. Dies ist ein Hinweis darauf, dass Wechseljahrsbeschwerden und Wadenkrämpfe keine persistierenden Ereignisse darstellen. Eine mögliche Verzerrung dieser Ergebnisse besteht allerdings darin, dass die Teilnahme an der CORE-Studie als Fortsetzung der MORE-Studie freiwillig war und möglicherweise Patientinnen mit starken Beschwerden nicht mehr an der CORE-Studie teilgenommen haben. Auch in der CORE-Studie traten, im Vergleich zu Placebo, keine zusätzlichen Endometriumskarzinome, endometriale Hyperplasien oder vaginale Blutungen auf. Das Risiko für thromboembolische Erkrankungen war auch in der Verlängerung der Therapie mit Raloxifen auf 8 Jahre etwa verdoppelt.

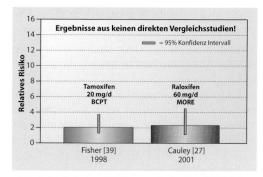

Abb. 6.6: Relatives Risiko von Raloxifen (MORE-Studie) und Tamoxifen für Thrombosen/Thromboembolien (keine Vergleichsstudien!). **BCPT:** *Breast Cancer Prevention Trial.*

6.6. Besonderheiten von Raloxifen

> Werden alle Effekte von Raloxifen zusammengefasst, so zeigt sich ein nachgewiesenermaßen wirksames Therapieprinzip im Rahmen der Therapie der postmenopausalen Osteoporose, welches unabhängig von Tageszeit und Mahlzeiten eingenommen werden kann.

Aufgrund der oben aufgeführten Studienergebnisse wurde Raloxifen im Rahmen der evidenzbasierten S-III Leitlinien 2006 des *Dachverbands Osteologie* (DVO) äquivalent zu den Aminobisphosphonaten, Strontiumranelat, Estrogenen und Teriparatid zur Reduktion vertebraler Frakturen mit der A-Klassifizierung beurteilt und als Therapie der ersten Wahl für die postmenopausale Osteoporose empfohlen. Im klinischen Einsatz können bei früh postmenopausalen Frauen meist vorübergehende klimakterische Beschwerden auftreten. Als absolute Kontraindikation gilt eine bestehende oder in der Vorgeschichte aufgetretene venöse Thromboembolie. Dem gegenüber stehen jedoch die in der MORE-Studie belegte rasche und anhaltende Frakturrisikoreduktion sowie die deutliche Senkung des Risikos für das Auftreten eines invasiven Mammakarzinoms unter der Therapie. Insgesamt gesehen liegt somit unter Berücksichtigung der Kontraindikationen und individuellen Risikofaktoren ein gutes Nutzen-Risiko-Verhältnis für den Einsatz von Raloxifen bei postmenopausalen Frauen mit Osteoporose vor.

6.7. Zusammenfassung

Bei Raloxifen handelt es sich um das erste, seit 1998 für die Prävention und Therapie der postmenopausalen Osteoporose zugelassene Präparat aus der Gruppe der "Selektiven Estrogen-Rezeptor-modulatoren" (SERM). Ziel der Entwicklung der SERMs war es, über die physiologische Signalkette des Estrogen-Rezeptors gewebsspezifische erwünschte Estrogen-agonistische Wirkungen am Knochenstoffwechsel sowie Estrogen-antagonistische Wirkungen am Uterus und an der Brustdrüse zu erzielen. Am Knochen kommt es über eine Hemmung der Osteoklasten zu einer Umkehrung des progredienten Knochenmasseverlustes, was sich an der schnellen Reduktion der Serumspiegel der Resorptionsmarker des Knochenstoffwechsels (CTX und NTX) in den physiologischen, prämenopausalen Bereich ablesen lässt. In Bezug auf die Knochenmineraldichte kommt es unter einer Therapie mit Raloxifen zu einer Zunahme an der LWS und am Oberschenkelhals sowie zu einer signifikanten Senkung des Risikos für das Auftreten klinischer vertebraler Frakturen von 68 % bereits im ersten Jahr der Therapie. Nach einer Therapiedauer von 3 Jahren zeigte sich im Rahmen der MORE-Studie (*Multiple Outcomes of Raloxifene Evaluation*) bei Frauen mit Osteoporose eine signifikante Reduktion des Risikos für das Auftreten einer morphometrischen Wirbelkörperfraktur von 55 %. Dieser Effekt hielt auch im vierten Jahr der Behandlung an.

> Aufgrund der oben aufgeführten Studienergebnisse wurde Raloxifen im Rahmen der evidenzbasierten S-III Leitlinien des *Dachverbands Osteologie* (DVO) 2006 äquivalent zu den Aminobisphosphonaten, Strontiumranelat, Estrogenen und Teriparatid mit der A-Klassifizierung für die Reduktion vertebraler Frakturen als Mittel der ersten Wahl zur Therapie der postmenopausalen Osteoporose eingestuft.

Unter Raloxifen kommt es zu erwünschten positiven Wirkungen auf den Knochenstoffwechsel, ohne jedoch einen negativen Effekt auf die Brustdrüse und das Endometrium auszuüben. Die häufigsten, für die Praxis relevanten Nebenwirkungen sind die leicht erhöhte Rate von Hitzewallungen sowie Thrombosen. Diese gelten auch als Kontraindikation, so dass vor Therapiebeginn eine bestehende oder in der Vorgeschichte aufgetretene Thromboembolie ausgeschlossen werden muss.

Zusätzlich wurde in Studien eine deutliche Reduktion des Risikos für invasive Mammakarzinome gezeigt. Das führte in den USA zur Zulassung von Raloxifen zur Risikoreduktion des invasiven Mammakarzinoms bei postmenopausalen Frauen mit Osteoporose sowie erhöhtem Mammakarzinomrisiko. In Europa existiert eine solche Zulassung nicht.

> Zusammenfassend zeigt sich ein positives Nutzen-Risiko-Verhältnis, so dass mit Raloxifen ein effektives Mittel zur Therapie der postmenopausalen Osteoporose zur Verfügung steht.

6.8. Literatur

1. Scheidt-Nave, C., E. Baum, M. Dören, et al. DVO-Leitlinie: Osteoporose bei postmenopausalen Frauen. Osteologie 2: 63-91.2003

2. Hadji P., Bock K., Emons G., et al. Früherkennung und Prävention der Osteoporose. Gynäkologe 35: 518-526. 2002

3. Hadji, P., T. Rabe, O. Ortmann, et al. Möglichkeiten und Grenzen der Osteoporoseprävention durch Östrogene und Gestagene. Geburtsh Frauenheilkd 62: 435-45. 2002

4. Hadji, P. Endogene und exogene Östrogene - Einfluss auf die Veränderungen des Knochenstoffwechsels in der Postmenopause. Gynäkologe 38: 1065-1073.2005

5. Daniel, Y., M. Inbar, A. Bar-Am, et al. The effects of tamoxifen treatment on the endometrium. Fertil Steril 65(6): 1083-9.1996

6. Fuchs-Young, R., A. L. Glasebrook, L. L. Short, et al. Raloxifene is a tissue-selective agonist/antagonist that functions through the estrogen receptor. Ann N Y Acad Sci 761: 355-60.1995

7. Dardes, R. C. and V. C. Jordan Novel agents to modulate oestrogen action. Br Med Bull 56(3): 773-86.2000

8. Sexton, M. J. and R. B. Gherman Selective estrogen receptor modulators: the ideal estrogen replacement? (2)(2). Prim. Care Update Ob Gyns 8(1): 25-30.2001

9. Baker, V. L., M. Draper, S. Paul, et al. Reproductive endocrine and endometrial effects of raloxifene hydrochloride, a selective estrogen receptor modulator, in women with regular menstrual cycles. J Clin Endocrinol Metab 83(1): 6-13.1998

10. Neven, P., D. Quail, F. Marin, et al. Comparing raloxifene with continuous combined estrogen-progestin

therapy in postmenopausal women: Review of Euralox 1. Maturitas 52(2): 87-101.2005

11. Jordan, V. C. and M. Morrow Tamoxifen, raloxifene, and the prevention of breast cancer. Endocr Rev 20(3): 253-78.1999

12. Dowsett, M., N. J. Bundred, A. Decensi, et al. Effect of raloxifene on breast cancer cell Ki67 and apoptosis: a double-blind, placebo-controlled, randomized clinical trial in postmenopausal patients. Cancer Epidemiol Biomarkers Prev 10(9): 961-6.2001

13. Kristensen, B., B. Ejlertsen, P. Dalgaard, et al. Tamoxifen and bone metabolism in postmenopausal low-risk breast cancer patients: a randomized study. J Clin Oncol 12(5): 992-7.1994

14. Love, R. R., H. S. Barden, R. B. Mazess, et al. Effect of tamoxifen on lumbar spine bone mineral density in postmenopausal women after 5 years. Arch Intern Med 154(22): 2585-8.1994

15. Lufkin, E. G., M. D. Whitaker, T. Nickelsen, et al. Treatment of established postmenopausal osteoporosis with raloxifene: a randomized trial. J Bone Miner Res 13(11): 1747-54.1998

16. Nickelsen, T. Selektive Östrogenrezeptor-Modulatoren: eine Alternative zur Hormonersatztherapie in der Postmenopause. Frauenarzt 6: 802-8.1999

17. Paech, K., P. Webb, GG. Kuiper, et al. Differential ligand activation of estrogen receptors ERalpha and ERbeta at AP1 sites. Science Sep 5;277(5331):1508-10.1997

18. Riggs, B. L. and L. J. Melton, 3rd Bone turnover matters: the raloxifene treatment paradox of dramatic decreases in vertebral fractures without commensurate increases in bone density. J Bone Miner Res 17(1): 11-4.2002

19. Heaney, R. P. and M. W. Draper Raloxifene and estrogen: comparative bone-remodeling kinetics. J Clin Endocrinol Metab 82(10): 3425-9.1997

20. Delmas, P. D., K. E. Ensrud, J. D. Adachi, et al. Efficacy of raloxifene on vertebral fracture risk reduction in postmenopausal women with osteoporosis: four-year results from a randomized clinical trial. J Clin Endocrinol Metab 87(8): 3609-17.2002

21. Ettinger, B., D. M. Black, B. H. Mitlak, et al. Reduction of vertebral fracture risk in postmenopausal women with osteoporosis treated with raloxifene: results from a 3-year randomized clinical trial. Multiple Outcomes of Raloxifene Evaluation (MORE) Investigators. Jama 282 (7): 637-45.1999

22. Maricic, M., J. D. Adachi, S. Sarkar, et al. Early effects of raloxifene on clinical vertebral fractures at 12 months in postmenopausal women with osteoporosis. Arch Intern Med 162(10): 1140-3.2002

23. Delmas, P. D., H. K. Genant, G. G. Crans, et al. Severity of prevalent vertebral fractures and the risk of subsequent vertebral and nonvertebral fractures: results from the MORE trial. Bone 33(4): 522-32.2003

24. Uusi-Rasi, K., T. J. Beck, L. M. Semanick, et al. Structural effects of raloxifene on the proximal femur: results from the multiple outcomes of raloxifene evaluation trial. Osteoporos Int: 1-12.2006

25. Seeman, E., G. G. Crans, A. Diez-Perez, et al. Anti-vertebral fracture efficacy of raloxifene: a meta-analysis. Osteoporos Int 17(2): 313-6.2006

26. Johnell, O., J. A. Kanis, D. M. Black, et al. Associations between baseline risk factors and vertebral fracture risk in the Multiple Outcomes of Raloxifene Evaluation (MORE) Study. J Bone Miner Res 19(5): 764-72.2004

27. Cauley, J. A., L. Norton, M. E. Lippman, et al. Continued breast cancer risk reduction in postmenopausal women treated with raloxifene: 4-year results from the MORE trial. Multiple outcomes of raloxifene evaluation. Breast Cancer Res Treat 65(2): 125-34.2001

28. Martino, S., J. A. Cauley, E. Barrett-Connor, et al. Continuing outcomes relevant to Evista: breast cancer incidence in postmenopausal osteoporotic women in a randomized trial of raloxifene. J Natl Cancer Inst 96(23): 1751-61.2004

29. Zuckerman, S. H. and N. Bryan Inhibition of LDL oxidation and myeloperoxidase dependent tyrosyl radical formation by the selective estrogen receptor modulator raloxifene (LY139481 HCL). Atherosclerosis 126(1): 65-75.1996

30. Delmas, P. D., N. H. Bjarnason, B. H. Mitlak, et al. Effects of raloxifene on bone mineral density, serum cholesterol concentrations, and uterine endometrium in postmenopausal women. N Engl J Med 337(23): 1641-7.1997

31. Walsh, B. W., L. H. Kuller, R. A. Wild, et al. Effects of raloxifene on serum lipids and coagulation factors in healthy postmenopausal women. Jama 279(18): 1445-51. 1998

32. Walsh, B. W., S. Paul, R. A. Wild, et al. The effects of hormone replacement therapy and raloxifene on C-reactive protein and homocysteine in healthy postmenopausal women: a randomized, controlled trial. J Clin Endocrinol Metab 85(1): 214-8.2000

33. Barrett-Connor, E., D. Grady, A. Sashegyi, et al. Raloxifene and cardiovascular events in osteoporotic postmenopausal women: four-year results from the MORE (Multiple Outcomes of Raloxifene Evaluation) randomized trial. Jama 287(7): 847-57.2002

34. Mosca, L. Rationale and overview of the Raloxifene Use for the Heart (RUTH) trial. Ann N Y Acad Sci 949: 181-5.2001

35. Boss, S. M., W. J. Huster, J. A. Neild, et al. Effects of raloxifene hydrochloride on the endometrium of post-menopausal women. Am J Obstet Gynecol 177(6): 1458-64.1997

36. Cohen, F. J., S. Watts, A. Shah, et al. Uterine effects of 3-year raloxifene therapy in postmenopausal women younger than age 60. Obstet Gynecol 95(1): 104-10.2000

37. Grady, D., B. Ettinger, E. Moscarelli, et al. Safety and adverse effects associated with raloxifene: multiple outcomes of raloxifene evaluation. Obstet Gynecol 104(4): 837-44.2004

38. Davies, G. C., W. J. Huster, Y. Lu, et al. Adverse events reported by postmenopausal women in controlled trials with raloxifene. Obstet Gynecol 93(4): 558-65.1999

39. Fisher, B., J. P. Costantino, D. L. Wickerham, et al. Tamoxifen for prevention of breast cancer: report of the National Surgical Adjuvant Breast and Bowel Project P-1 Study. J Natl Cancer Inst 90(18): 1371-88.1998

40. Grady, D., N. K. Wenger, D. Herrington, et al. Post-menopausal hormone therapy increases risk for venous thromboembolic disease. The Heart and Estrogen/pro-gestin Replacement Study. Ann Intern Med 132(9): 689-96.2000

41. Writing Group for the Women's Health Initiative Investigators.: Risks and benefits of estrogen plus progestin in healthy postmenopausal women. Principal results from the Women's Health Initiative randomized controlled trial. JAMA 288: 321-333.2002

42. Vogel VG., Costantino JP., Wickerham DL., et al., Effects of tamoxifen vs raloxifene on the risk of developing invasive breast cancer and other disease outcomes: the NSABP Study of Tamoxifen and Raloxifene (STAR) P-2 trial, Jama, 2006, 295, 2727-41

43. Barrett-Connor E., Mosca L., Collins P., et al., Effects of raloxifene on cardiovascular events and breast cancer in postmenopausal women, N Engl J Med, 2006, 355, 125-37

7. Hormontherapie (HT) im Rahmen der Prävention der postmenopausalen Osteoporose

7.1. Einführung

Die Volkskrankheit Osteoporose zählt heute mit ca. 7,8 Millionen betroffenen Patienten zu einer der bedeutendsten Volkskrankheiten in Deutschland [1, 1a]. Die WHO hat die Erkrankung in die Liste der zehn bedeutsamsten weltweit auftretenden Erkrankungen aufgenommen.

> Die derzeit gültige Definition des Krankheitsbildes beschreibt die Osteoporose als "eine systemische Skeletterkrankung, die durch eine niedrige Knochenmasse und eine Störung der Mikroarchitektur des Knochengewebes mit konsekutiv erhöhter Knochenbrüchigkeit und erhöhtem Frakturrisiko charakterisiert ist" [2].

Frauen erkranken 4- bis 5-mal häufiger als Männer an der Osteoporose, wobei Sie aufgrund ihrer höheren Lebenserwartung deutlich länger mit den z.T. drastischen Einschränkungen der Lebensqualität leben müssen [3]. Statistisch wird jede 3. Frau nach der Menopause von einer osteoporosebedingten Fraktur betroffen sein, wobei die Inzidenz osteoporosebedingter Frakturen mit dem Alter exponenziell zunimmt [4-6]. Die demographische Bevölkerungsentwicklung, der zunehmende Anstieg der durchschnittlichen Lebenserwartung sowie die Veränderung der Lebensgewohnheiten werden in den kommenden Jahren zu einer weiteren Zunahme der Osteoporoseinzidenz führen [7].

7.2. Pathophysiologie des Knochenstoffwechsels

Das Knochengewebe unterliegt einem lebenslangen kontinuierlichen Auf- und Abbau. Bei diesem als *"bone remodeling"* beschriebenen Vorgang kommt es zu einer jährlichen Erneuerung von ca. 4-10 % der gesamten Knochenmasse des Körpers [8] (☞ Abb. 7.1).

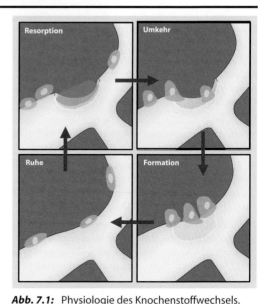

Abb. 7.1: Physiologie des Knochenstoffwechsels.
Resorption: Stimulierte Osteoblasten-Vorläufer setzen Osteoklasten aktivierende Substanzen frei. Osteoklasten resorbieren Knochenmatrix und Mineralien; eine Lakune entsteht.
Umkehr: Mononukleäre Zellen bereiten die Knochenoberfläche für den erneuten Knochenaufbau durch die Osteoblasten vor.
Formation: Die Osteoblasten synthetisieren eine organische Matrix, welche den resorbierten Knochen ersetzt und die Lakunen auffüllt.
Ruhe: Die Knochenoberfläche ist mit flachen Zellen bedeckt. Nach längerer Ruhephase beginnen erneut physiologische Umbauprozesse.
Modifiziert nach [3].

Präpubertär wächst das Skelettsystem ohne den Einfluss der Sexualhormone. Hier erfolgt die Steuerung des Knochenwachstums vorwiegend aufgrund der genetischen Prädisposition, durch den Einfluss von Calcium-Vitamin D und über die physikalische Belastung [9]. Die Calciumzufuhr während der Pubertät fördert nicht nur das Erreichen einer adäquaten Spitzenknochenmasse ("*peak bone mass*"), sondern fördert auch das Knochengrößenwachstum [10]. Ab der Pubertät wird der Knochen zu einem sexualhormonabhängigen Organ. Ohne die hormonelle Stimulation kann die mögliche Spitzenknochenmasse nicht adäquat aufgebaut werden. Es kommt zu einer sexuellen

Differenzierung des Skeletts, wobei beim Mann das Testosteron und bei der Frau das Estradiol die Hauptsteuerungshormone sind [11]. Estrogene haben durch direkte rezeptorvermittelte Wirkungen auf Osteoblasten und Osteoklasten sowie indirekte Wirkungen über die Produktion von Zytokinen und weiteren Mediatoren, wie z B. *insulin-like-growth-factor*-1 (IGF-1), Interleukin-1 und -6 (IL-1, IL-6), *transforming-growth-factor*-β (TGF-β), Leptin, Neuropeptid Y (NPY), Tumornekrosefaktor (TNF), RANK-Ligand (RANKL) sowie Osteoprotegerin (OPG) einen entscheidenden Einfluss auf die Regulation des Knochenstoffwechsels [12-16+16a]. Andererseits haben Estradiol beim Mann und die Androgene bei der Frau ebenfalls eine wichtige regulierende Funktion, deren Bedeutung bisher nicht vollständig geklärt ist.

Das Erreichen der maximalen Knochenmasse ist somit abhängig von der genetischen Disposition, Geschlecht, Menarchennalter, Ernährung, Lebensgewohnheiten, körperlicher Aktivität und dem Konsum von Genussmitteln und bildet sich um das 20. bis 30. Lebensjahr. Bei ungestörtem Menstuationszyklus, ausreichender Zufuhr von Calcium und Vitamin D sowie abhängig vom Auftreten von Risikofaktoren kommt es bei ausgeglichenem Knochenstoffwechsel bis zum Eintritt in die Menopause zu keiner nennenswerten Verringerung der Knochenmineraldichte [3] (☞ Abb. 7.2).

Der physiologische Abfall des Estradiolspiegels im Rahmen der Menopause hat weitreichende Auswirkungen für den weiblichen Organismus: Neben klimakterischen Beschwerden wie z.B. Hitzewallungen, Schleimhautatrophie, Lipidprofilveränderungen mit nachfolgend erhöhtem Risiko für kardiovaskuläre Erkrankungen, kommt es zu einer Reduktion der Knochenmasse.

Durch den postmenopausalen Estradiolmangel wird der Remodelingzyklus auf einem erhöhten Frequenzniveau eingestellt, das heißt Knochenauf- und -abbau erfolgen mit größerer Geschwindigkeit [9]. Durch die verstärkte Aktivität der Osteoklasten steigt die Zahl der Resorptionslakunen auf der Knochenoberfläche, ebenso wie deren Tiefe und Ausdehnung. Als Folge werden die Knochenbälkchen verdünnt, und bei weiterem Fortschreiten des Knochenabbaus verschwinden die Querverbindungen vollständig. Dies kann in den

Wirbelkörpern zu Sinterungsfrakturen oder auch zu Einbrüchen der Endplatten führen. Diese Sinterungen und Einbrüche entstehen schon bei physiologischer Krafteinwirkung, wie beim Anheben einer schweren Last oder Drehungen in der Wirbelsäule bei gebeugtem Rumpf. Das Lebenszeitrisiko einer postmenopausalen Frau, an einer osteoporosebedingten Fraktur zu erkranken, beträgt zwischen 30 % und 40 % [4].

Neben der direkten Estrogenwirkung auf den Knochenmetabolismus wirkt sich der Verlust an Estrogenen auch nachteilig auf die Muskulatur aus, indem der anabole Effekt reduziert wird. Durch die Abnahme der Muskelkraft erfolgt zudem ein biomechanisch bedingter Knochenabbau. Weiterhin kommt es aufgrund des verstärkten Calciumausstroms aus dem Knochen zu einer Verminderung der Parathormonproduktion. Dem Estradiolmangel folgt eine erniedrigte Aktivität der 1-Alpha-Hydroxylase der Niere, so dass weniger aktives Vitamin D3 gebildet wird. Dies führt zu einer verminderten Calciumresorption aus dem Dünndarm mit einer hieraus resultierenden negativen Calciumbilanz [10].

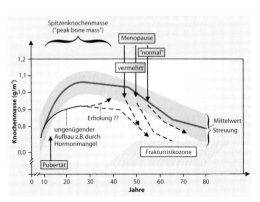

Abb. 7.2: Physiologischer Verlauf der Knochenmineraldichte an der Lendenwirbelsäule der Frau. Modifiziert nach [13].

7.3. Einfluss endogener Estrogene auf die Knochenmineraldichte und das Frakturrisiko bei postmenopausalen Frauen

Der physiologische postmenopausale Estrogenmangel ist ein vom fortschreitenden Lebensalter unabhängiger Risikofaktor für die Entwicklung einer Osteoporose. Hierdurch kommt es zu einem individuell sehr unterschiedlich ausgeprägten, diskontinuierlichen und verstärkten Knochenmasseverlust, welcher in den ersten 10-15 Jahren nach der Menopause besonders stark ausgeprägt ist [17, 18]. Postmenopausal wird ein Mineralsalzverlust um 1-3 % pro Jahr als physiologisch angesehen. Bei einigen Frauen kommt es jedoch zu einem erheblich größeren diskontinuierlichen Knochenmasseverlust von bis zu 5 % pro Jahr [13] (☞ Abb. 7.2).

In Bezug auf den Einfluss des postmenopausalen endogenen Serum-Estrogenspiegels auf die Oberschenkelhals- sowie Wirbelkörperfrakturrate, konnten die Ergebnisse einer großen prospektiven Kohortenstudie (*Study of Osteoporotic Fractures*, SOF), an der über 9.000 postmenopausale Frauen jenseits des 65. Lebensjahres teilnahmen, aufzeigen, dass Frauen mit einer Ausgangskonzentration des Estradiolspiegels zwischen 5 und 25 pg/ml im Vergleich zu denjenigen mit einem Estradiolspiegel < 5 pg/ml eine um 4,9 %, 9,6 %, 7,3 % und 6,8 % höhere Knochenmineraldichte am Schenkelhals, am Calcaneus, am proximalen Radius sowie an der Wirbelsäule aufwiesen [19]. In Bezug auf die Frakturinzidenz konnten Fallkontrollstudien zeigen, dass ein inverses Verhältnis zwischen der Höhe des endogenen Estrogen-Serumspiegels und der Inzidenz von vertebralen sowie Hüftfrakturen besteht. In einer weiteren Auswertung der SOF-Studie wurden diesbezüglich die Ausgangskonzentration des endogenen Estradiol-Serumspiegels von Frauen, die im Verlauf der Studie an Wirbelkörper- oder Schenkelhalsfrakturen erkrankten, mit den Serumkonzentrationen einer adjustierten Kontrollgruppe verglichen. Frauen mit einem Estradiolspiegel von 5-6, 7-9 oder > 9 pg/ml hatten im Vergleich zu Frauen mit einem Estradiolspiegel von < 5 pg/ml ein um 50-70 % niedrigeres relatives Risiko für Hüft- und Wirbelkörperfrakturen [20] (☞ Abb. 7.3).

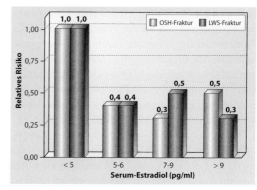

Abb. 7.3: Einfluss des postmenopausalen endogenen Serum-Estradiolspiegels auf das altersadjustierte Frakturrisiko für Lendenwirbelsäule (**LWS**) und Oberschenkelhals (**OSH**) bei postmenopausalen Frauen. Ergebnisse der SOF-Studie. Modifiziert nach [20].

Dass diese Erkenntnisse von großer klinischer Relevanz sind, wird durch die Ergebnisse der Studien zu den Aromatase-Inhibitoren (AI) in der adjuvanten Therapie des Mammakarzinoms unterstrichen. Die besondere Relevanz dieser Substanzklasse liegt in ihrer antitumorösen Wirkung durch die deutliche Reduktion der Aromataseaktivität und damit der signifikanten Reduktion der endogenen Serum-Estradiolspiegel auf Werte < 5 pg/ml [21] (☞ Abb. 7.4).

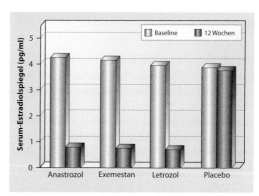

Abb. 7.4: Einfluss der Aromatase-Inhibitoren Anastrozol, Exemestan und Letrozol auf den endogenen Serum-Estradiolspiegel bei gesunden postmenopausalen Frauen im Vergleich zu Placebo. Modifiziert nach [21].

In Bezug auf den Knochenstoffwechsel führte eine Behandlung mit Anastrozol, Letrozol und Exemestan zu einer signifikanten Zunahme der Knochenresorptionsmarker, einer Abnahme der Knochenmineraldichte und Zunahme der Frakturrate

[22]. In der Auswertung der Ergebnisse der ATAC-Studie (*Arimidex, Tamoxifen, Alone or in Combination*) zeigte sich unter Anastrozol nach einem mittleren Beobachtungszeitraum von 68 Monaten eine Frakturinzidenz von 11 %, d.h. dass jede 9. Frau unter einer 5-jährigen Anastrozol-Therapie an einer Fraktur erkrankte [23] (☞ Abb. 7.5).

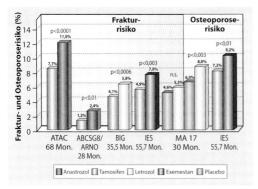

Abb. 7.5: Signifikante Zunahme der Inzidenz von Osteoporose sowie von osteoporoseassoziierter Frakturrate unter Anastrozol, Letrozol sowie Exemestan. Modifiziert nach [23].

7.4. Wirkung der HT auf die Knochenmineraldichte

Die Möglichkeit der Osteoporoseprävention durch eine Estrogen-Gestagen-Substitution ist seit den 80er Jahren bekannt. Seit dieser Zeit wurde die

positive Wirkung auf die Surrogatparameter Knochenstoffwechselmarker und Knochenmineraldichte durch eine Vielzahl von prospektiven, placebokontrollierten Doppelblindstudien sowie in Metaanalysen randomisierter klinischer Studien nachgewiesen [24-27] (☞ Abb. 7.6). Hierbei lassen die Studienergebnisse auf eine Dosis-Wirkung-Beziehung schließen. Während sich die orale, subcutane, transcutane und transdermale Anwendung von Estradiol, Estradiolvalerat und konjugierten Estrogenen in Verbindung mit einem entsprechenden Gestagen bei vorhandenem Uterus und unabhängig von der Applikationsform (sequenziell vs. kontinuierlich) als gleichwertig gezeigt haben, zeigen Untersuchungen zur Wirksamkeit von Estriol auch in höheren Dosen widersprüchliche Ergebnisse auf [13] (☞ Tab. 7.1).

Knochenstoffwechselprotektive Estrogenmindestdosen		
Estradiol oral	0,5 mg	täglich
Estradiolvalerat oral	1 mg	täglich
Konjugierte Estrogene		
oral	0,3 mg	täglich
transdermal	14-25 µg	täglich
percutan	1,5-2mg	täglich
subcutan	25-50 mg	6 Monate

Tab. 7.1: Knochenstoffwechselprotektive Estrogenmindestdosen in Verbindung mit einer ausreichenden Calcium- und Vitamin D-Versorgung.

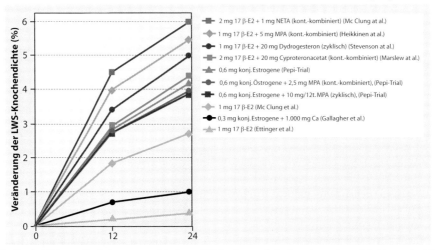

Abb. 7.6: Dosis-Wirkung-Beziehung verschiedener HT-Regime auf die Knochenmineraldichte an der LWS. **17 β-E2**: Estradiol, **NETA**: Norethisteronacetat, **MPA**: Medroxyprogesteronacetat. Keine direkte Vergleichsstudie! Modifiziert nach Hadji et al. [13].

7.5. HT und Frakturrisiko

In einer Metaanalyse von Torgerson et al., in der 22 prospektive, randomisierte Studien von 1997-2000 eingeschlossen wurden, konnte bei Frauen unter 60 Jahren eine signifikante, 33-prozentige Risikoreduktion extravertebraler Frakturen festgestellt werden (RR von 0,67; 95 % CI, 0,46-0,98) [28]. Für Frauen über 60 Jahre zeigte sich jedoch keine signifikante Wirkung (RR von 0,88; 95 % CI, 0,71-1,08). Bezogen auf Schenkelhals- und Radiusfrakturen zeigte sich insgesamt eine Reduktion von 40 % (RR von 0,60; 95 % CI, 0,4-0,91), wobei diese bei Frauen unter 60 Jahren mit einer Risikoreduktion von 55 % deutlicher ausgeprägt war (RR von 0,45; 95 % CI, 0,26-0,79). Dieses Ergebnis wurde im Rahmen einer weiteren Meta-Analyse bestätigt [29].

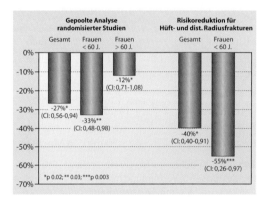

Abb. 7.7: Signifikante Senkung der Frakturinzidenz unter einer HT im Rahmen einer Meta-Analyse von Torgerson et al. [28].

7.6. WHI-Studien

In den WHI-Studien wurde der Studienarm, in dem 8.506 asymptomatischen Frauen im Alter von 50-79 Jahren eine orale kombinierte **Estrogen-Gestagen-Therapie** (täglich 0,625 mg konjugierte equine Estrogene + 2,5 mg Medroxyprogesteronazetat) erhielten, nach 5,2 Jahren vorzeitig abgebrochen. Im Vergleich zur Placebo-Gruppe (n=8.102) erlitten behandelte Frauen häufiger (nicht signifikant) kardiovaskuläre Ereignisse, signifikant häufiger Thrombosen, Schlaganfälle und Brustkrebs. Gleichzeitig zeigten sich auch signifikant seltener Frakturen und kolorektale Karzinome. Eine integrierte Hochrechnung der Erkrankungswahrscheinlichkeit (*global index*) ergab ein

Überwiegen der Risiken im Vergleich zum Nutzen. Die Gesamtmortalität unterschied sich nicht zwischen den Verum- und Placebo-Gruppen [29,30].

In der WHI-Studie wurde der Studienarm, in dem 5.310 asymptomatischen hysterektomierte Frauen im Alter von 50-79 Jahren eine orale **Estrogen-Therapie** (täglich 0,625 mg konjugierte equine Estrogene) erhielten, nach 6,8 Jahren vorzeitig abgebrochen. Im Vergleich zur Placebo-Gruppe (n=5.429) zeigte sich bei den behandelten Frauen kein signifikanter Unterschied für kardiovaskuläre Erkrankungen, jedoch waren Thromboembolien und Schlaganfall häufiger (signifikant). Im Gegensatz zum Kombinationsarm zeigte sich im Mono-Arm die Inzidenz für Brustkrebs um 23 % erniedrigt (nicht signifikant). Zusätzlich zeigten sich auch signifikant seltener Frakturen. Nach der Einschätzung des Sponsors (NIH), nicht der Studiengruppe (*Steering Committee*), war man aus politischen Gründen bei einer Zwischenanalyse nach 6,8 Jahren der Meinung, dass durch das Fortsetzen der Studie kein weiterer Erkenntnisgewinn zu erwarten sei, so dass sie abgebrochen wurde. Die Gesamtmortalität unterschied sich nicht zwischen den Verum- und Placebo-Gruppen [31].

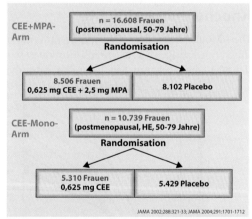

JAMA 2002;288:321-33; JAMA 2004;291:1701-1712

Abb. 7.8: Studienübersicht der beiden Arme der WHI-Studien. **CEE:** konjugierte Estrogene.

Die WHI-Studie ist die erste placebokontrollierte, randomisierte Doppelblindstudie, die gezeigt hat, dass eine HT im Rahmen der Primärprävention zu einer signifikanten Reduktion von Schenkelhals- und Wirbelkörperfrakturen führt.

Für Schenkelhalsfrakturen zeigt sich im Kombinationsarm (Estrogen-Gestagen-Arm) eine *Hazard Ratio* (HR) von 0,66 (95 % CI, 0,45–0,98). Die Reduktion für Wirbelkörperfrakturen lag in der gleichen Größenordnung von HR 0,66 (95 % CI, 0,44–0,98). Die Gesamtfrakturrate war mit einer HR von 0,76 (95 % CI, 0,69–0,95) ebenfalls signifikant reduziert [29,30] (☞ Abb. 7.9).

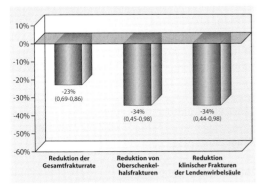

Abb. 7.9: Signifikante Reduktion der Frakturrate unter einer HT im Rahmen der *Women's Health Initiative* (WHI-Studie; [29]).

Der Estrogen-Arm der WHI-Studie bestätigte die frakturreduzierende Wirkung einer HT im Rahmen der Primärprävention. Hierbei zeigte sich eine Reduktion von Schenkelhalsfrakturen, HR 0,61 (95 % CI, 0,41–0,91). Die Reduktion für Wirbelkörperfrakturen lag im Vergleich zum Kombinationsarm auch im Estrogen-Mono-Arm in der gleichen Größenordnung von HR 0,62 (95 % CI, 0,42–0,93). Die Gesamtfrakturrate war mit einer HR von 0,70 (95 % CI, 0,63–0,79) ebenfalls signifikant reduziert [31]. Die signifikante Frakturreduktion durch eine HT war bereits nach dem ersten Jahr der Einnahme und in derselben Größenordnung auch über den gesamten Beobachtungszeitraum nachweisbar. Zusätzlich zeigte sich eine gleichgroße relative Frakturensenkung in jeder Alters- und Menopausenklasse, d.h. auch bei den frühpostmenopausalen und jüngeren Frauen. Subgruppenanalysen zeigten weiterhin, dass das Frakturrisiko bei Frauen mit einer niedrigen Knochenmineraldichte (T-Score DXA < -2,5) präferenziell vermindert wird (*Hazard Ratio* 0,53 [0,25-1,10] bei niedrigem T-Score gegenüber 0,87 [0,57-1,34] ohne), aber nur bei einem Teil der Frauen wurden DXA-Messungen durchgeführt, so dass dieses Ergebnis bei geringer Power tendenziell

bleibt. Der in der Studie eingesetzte klinische Fraktur-"*Risk Score*" hatte eine *Hazard Ratio* für die Frakturerkennung von etwa 2. Die Wirkung der HT war hiervon unabhängig, d.h. die klinische Erfassung von Hochrisikopersonen für Frakturen war auch hier mäßig [30].

Hervorzuheben ist, dass es sich bei den Teilnehmerinnen der WHI-Studie im Gegensatz zu Patientinnen in den großen Osteoporosestudien mit Raloxifen (MORE) und Bisphosphonaten (FIT, VERT, BONE) um Frauen **ohne** eine vorbestehende Osteoporose oder Frakturen handelte [32]-36]. Aufgrund der Basisdaten muss beim WHI-Kollektiv sogar von einem geringen Frakturrisiko (hoher BMI, Alter, keine Basiserhebung der Knochenmineraldichte als Studieneinschlussbedingung) ausgegangen werden [37].

Zu Unverständnis hat die im Dezember 2004 von der europäischen Zulassungsbehörde (EMEA) erfolgte Einschränkung der Zulassung der HT zur primären Prävention der Osteoporose geführt. Demzufolge ist die HT nur noch ein "*second line-treatment*", das erst nach Ausschöpfung des "*first line-treatment*" zum Einsatz kommen soll. Dies ist umso erstaunlicher, da es zurzeit keinen Nachweis für die Existenz eines wirksamen "*first line-treatment*" im Rahmen der primären Prävention gibt. So existieren weder für Calcium, Vitamin D oder dessen Kombination, Raloxifen, Teriparatid, Strontiumranelat, Calcitonin oder für Fluoride positive primäre Endpunktstudien (Fraktur) im Rahmen der primären Prävention. Für die Bisphosphonate sieht die Situation noch ungünstiger aus, da im Rahmen der FIT-Studie aufgrund eines Fehlers in der Normdatenbasis der Knochenmineraldichtemessung versehentlich eine große Anzahl von Frauen mit einer Osteopenie eingeschlossen wurde. Hierbei zeigte sich lediglich eine Frakturreduktion bei osteoporotischen Frauen, nicht jedoch bei Frauen mit einer Osteopenie [33]. Entsprechende Daten zu Risedronat, Ibandronat und Zoledronat fehlen völlig. Somit gibt es zur primären Prävention der Osteoporose faktisch zur HT keine "evidenzbasiert" nachgewiesene Alternative [38].

Entsprechend der aktuellen Empfehlungen der SIII-Leitlinie des *Dachverbands Osteologie* zur postmenopausalen Osteoporose (PMO) ist eine HT zur primären Prävention unter Ausschöpfung der Alternativen, die es wie oben beschrieben in der Realität nicht gibt, in der Regel bei bestehenden Wechseljahrsbeschwerden möglich. Die Entscheidung über den Beginn einer HT bei Frauen mit erhöhtem Osteoporoserisiko sollte jedoch immer unter Abwägung von möglichen Risiken und Nutzen gemeinsam mit der Patientin getroffen werden [39].

Nach Absetzen einer HT kam es in der Mehrheit der Studien unmittelbar wieder zu einem Abfall der Knochenmineraldichte, während in anderen Studien die HT bedingte höhere Knochenmineraldichte über Jahre weiter fortbesteht [27,40,41]. Bezüglich des Frakturrisikos nach Absetzen einer HT liegen z.Zt. keine verlässlichen Daten vor. Eine Zwischenauswertung im Rahmen der Nachbeobachtung des Kombinationsarms der WHI-Studie zeigt 18 Monate nach Absetzen der HT keine Zunahme der Frakturinzidenz im Estrogen-Gestagen-Arm im Vergleich zu Placebo. Hierzu müssen jedoch die Ergebnisse über einen deutlich längeren Beobachtungszeitraum vorliegen, um klare Aussagen machen zu können.

7.7. Einfluss auf die Inzidenz von vasomotorischen Störungen, Karzinomen und kardiovaskulären Erkrankungen

7.7.1. Vasomotorische Symptome

Randomisierte kontrollierte klinische Studien haben wiederholt nachgewiesen, dass Estrogene vasomotorische Symptome wie Hitzewallungen und Schweißausbrüche signifikant reduzieren. Dieser Effekt wird durch orale Estrogen-Gaben (konjugierte Estrogene, Estradiolvalerat, mikronisiertes Estradiol) sowie durch transdermal, intranasal oder intravaginal appliziertes Estradiol erreicht [42-45]. Zu dieser Indikation gibt es derzeit zur HT keine evidenzbasierte Alternative.

7.7.2. Karzinomrisiko

■ Mammakarzinom

Verschiedene ältere Metaanalysen von Beobachtungsstudien ergaben hierzu unterschiedliche Ergebnisse. Eine Re-Analyse der bis 1997 verfügbaren Studien zeigte, dass die jährliche Erhöhung des relativen Risikos (RR) für die Diagnose eines Mammakarzinoms bei Frauen, die eine HT durchführten, 1,023 betrug (95 % CI, 1,011–1,036). Das RR betrug bei den Frauen, die gegenwärtig für mindestens 5 Jahre (im Mittel 11 Jahre) eine Hormontherapie angewendet hatten, 1,35 (95 % CI 1,21-1,49) [46]. Die Re-Analyse bezog ganz überwiegend Studien mit konjugierten equinen Estrogenen als Monotherapie (ohne Gestagen) in hoher Dosierung und im Mittel 2-jähriger Anwendungsdauer ein.

Im **Estrogen-Gestagen-Arm** der WHI-Studie fand sich eine *Hazard Ratio* von 1,26 nach im Mittel 5,2-jähriger Einnahmezeit der HT (95 % CI, 1,00-1,59). Im Gegensatz zu Frauen ohne vorherige HT zeigte sich die Zunahme der Brustkrebsinzidenz nur bei Frauen mit vorheriger HT [29,47] (☞ Abb. 7.10).

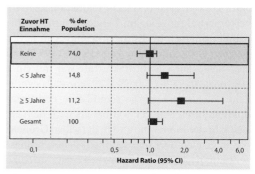

Abb. 7.10: Estrogen-Gestagen-Arm der WHI-Studie: Risiko für die Entdeckung eines invasiven Mammakarzinoms bei Frauen in Abhängigkeit von einer vor Studienbeginn durchgeführten HT-Einnahme. Modifiziert nach [47].

Im **Estrogen-Arm** der WHI-Studie wurden nach einer medianen Beobachtungszeit von 6,8 Jahren im Vergleich zu Placebo eine um 23 % geringere Mammakarzinominzidenz, HR 0,77 (95 % CI, 0,59-1,01) ermittelt [31]) (☞ Abb. 7.11).

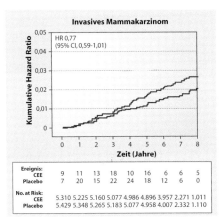

Abb. 7.11: Estrogen-Arm der WHI-Studie: Risiko für die Entdeckung eines invasiven Mammakarzinoms unter einer Estrogen-Therapie. **CEE:** konjugierte Estrogene und Placebo. Modifiziert nach [31].

■ Endometriumkarzinom

Die kombiniert kontinuierliche Gabe von Estrogenen und Gestagenen führt zu keinem erhöhten Risiko für das Auftreten eines Endometriumkarzinoms [48,49]. Sowohl im Estrogen-Gestagen-Arm der WHI-Studie als auch in der HERS-Studie (*Heart and Estrogen/Progestin Replacement Study*), in der die gleiche kombiniert kontinuierliche HT angewendet wurde, blieb das Endometriumkarzinomrisiko unbeeinflusst: WHI HR 0,83 (95 % CI 0,47-1,47) [29,55]. Die alleinige Estrogen-Gabe führt hingegen zu einem deutlich erhöhten Risiko für Endometriumkarzinome. Das Risiko ist abhängig von der Dauer der Therapie. Nach Langzeiteinnahme (> 10 Jahre) steigt das Risiko auf das 8- bis 10-fache. Bei einer sequenziellen Estrogen-Gestagen-Gabe sollte daher mindestens für 10 Tage pro Behandlungsmonat, besser 12-14 Tage, ein Gestagen angewendet werden [50].

■ Kolorektale Karzinome

Anwenderinnen einer HT hatten in einer großen Anzahl von Beobachtungsstudien ein reduziertes Risiko, an einem Kolonkarzinom zu erkranken. Im Estrogen-Gestagen-Arm der WHI-Studie war die HR für kolorektale Karzinome mit 0,63 (95 % CI 0,43-0,92) deutlich erniedrigt [63]. Im Estrogen-Arm fand sich bei den Hormonanwenderinnen im Vergleich zur Placebo-Gruppe kein Effekt auf die Inzidenz kolorektaler Karzinome: HR 1,08 (95 % CI 0,75-1,55) [31].

7.7.3. Thromboembolische Erkrankungen

Die Anwendung einer HT führt zu einem gesteigerten Risiko für thromboembolische Ereignisse. Das Risiko ist am höchsten im ersten Jahr der Anwendung. Diese Aussage stützt sich sowohl auf Metaanalysen überwiegend von Beobachtungsstudien als auch auf die Daten der WHI-Studie und der HERS [29,31,52-56]. Das relative Risiko (RR) steigt um den Faktor 2 bis 3. In der WHI-Studie (**Estrogen-Gestagen-Arm**) war die HR 2,11 (95 % CI, 1,58-2,82) [57]. Im **Estrogen-Arm** der WHI-Studie lag die HR bei 1,33 (95 % CI, 0,99-1,79) [31].

7.7.4. Zerebrale Insulte

Eine Metaanalyse von Beobachtungsstudien zeigte einen signifikanten Anstieg von zerebralen Insulten bei Anwenderinnen einer HT [58,59]. In der WHI-Studie (**Estrogen-Gestagen-Arm**) fand sich ein erhöhtes Risiko für zerebrale Insulte bei HT-Anwenderinnen mit einer HR von 1,41 (95 % CI, 1,07-1,85) [29], die meisten Insulte waren ischämischen Ursprungs. Es zeigte sich keine statistisch signifikante Erhöhung der Insulte mit tödlichem Ausgang. Auch in dem **Estrogen-Arm** der WHI-Studie fand sich ein erhöhtes Risiko mit einer HR von 1,39 (95 % CI 1,10-1,77).

7.7.5. Kardiovaskuläre Ereignisse

Zahlreiche große und langjährige Beobachtungsstudien haben gezeigt, dass HT-Anwenderinnen sowohl in der Primär- als auch in der Sekundärprävention eine geringere Rate koronarer Ereignisse haben [60]. Diese Studien zeigten aber auch, dass Frauen, die Hormone anwendeten, sich von denen ohne HT hinsichtlich kardiovaskulärer Risikofaktoren, medizinischer, demografischer und sozioökonomischer Variablen unterschieden. Im Gegensatz zu früheren Metaanalysen ohne Adjustierung konnte bei Berücksichtigung der o.a. Faktoren weder in einer Metaanalyse 2002 noch in einer weiteren Metaanalyse (*Cochrane Report*) aus dem Jahr 2005 ein protektiver Effekt einer HT nachgewiesen werden [61,62]. Als RCTs konnten weder die WHI-Studie noch die HERS einen protektiven Effekt auf die koronare Herzkrankheit nachweisen [55,57]. Im Estrogen-Gestagen-Arm der WHI-Studie fand sich in Bezug auf koronare

Ereignis	Gesamt *Hazard Ratio*	Konfidenzintervall		Erhöhtes absolutes Risiko per 10.000 Frauenjahre	Erhöhter absoluter Nutzen per 10.000 Frauenjahre
		Nominal 95 %	*Adjusted* 95 %		
Koronare Herzkrankheit	1,23	1,02-1,63	0,85-1,97	7	
Apoplex	1,41	1,07-1,85	0,86-2,31	8	
Mammakarzinom	1,26	1,00-1,59	0,83-1,92	8	
Thrombosen	2,11	1,58-2,82	1,26-3,55	18	
Kolonkarzinom	0,63	0,43-0,92	0,32-1,24		6
Oberschenkelhalsfrakturen	0,66	0,45-0,98	0,33-1,33		5
Frakturen gesamt	0,76	0,69-0,58	0,63-0,92		44

Tab. 7.2: Relative(r) und absolute(r) Nutzen/Risiken einer HT im Rahmen des Estrogen-Gestagen-Arms der WHI-Studie [29,47,57]

Herzerkrankung lediglich ein nicht signifikanter Trend zur Risikoerhöhung mit einer HR von 1,24 (95 % CI, 1,00-1,54) [57]. Im Estrogen-Arm der WHI-Studie wurde nach einer medianen Beobachtungszeit von 6,8 Jahren ein nicht signifikanter Trend zur Risikoreduktion des kardiovaskulären Risikos gefunden: HR 0,91 (95 % CI, 0,75-1,12). Die durch koronare Herzerkrankungen bedingte Mortalität war bei den HT-Anwenderinnen erniedrigt. Im Estrogen-Gestagen-Arm der WHI ergab sich kein Einfluss der HT auf die periphere arterielle Verschlusskrankheit. Eine aktuelle Gesamtauswertung beider Arme der WHI-Studie (n=27.347) hat das kardiovaskuläre Risiko einer Estrogen-Gestagen Therapie bzw. einer Estrogentherapie in Bezug auf das Alter sowie die Jahre nach der Menopause untersucht. Hierbei zeigte sich bei Frauen, die vor < 10 Jahren nach der Menopause mit einer HT/ET begonnen haben, eine *Hazard Ratio* (HR) für kardiovaskuläre Erkrankungen von 0.76 (95 % *Confidence Interval* [CI], 0.50-1.16); von 10 bis 19 Jahre nach der Menopause von 1.10

(95 % CI, 0.84-1.45); und 20 oder mehr Jahre von 1.28 (95 % CI, 1.03-1.58) (P für Trend=.02). Die absolute Risikoerhöhung für Herz-Kreislauferkrankungen lag für Frauen < 10 Jahre nach der Menopause bei -6 von 10.000 Frauen-Jahren; für Frauen 10 bis 19 Jahre nach der Menopause bei 4 von 10.000 Frauen-Jahren und für Frauen 20 oder mehr Jahre bei 17 von 10.000 Frauen-Jahren. Für Frauen im Alter von 50 bis 59 Jahre lag die HR für Herz-Kreislauferkrankungen bei 0.93 (95 % CI, 0.65-1.33) und das absolute Risiko bei -2 von 10.000 Frauen-Jahren; von 60 bis 69 Jahren 0.98 (95 %CI, 0.79-1.21) und -1 von 10.000 Frauen-Jahren und von 70 bis 79 Jahren bei 1.26 (95 % CI, 1.00-1.59) und 19 von 10.000 Frauen-Jahren (P für Trend =.16). Das Schlaganfallrisiko lag insgesamt bei HR 1.32 (95 % CI, 1.12-1.56) und war nur im geringen Ausmaß vom Ausgangsalter sowie den Jahren nach der Menopause abhängig. In Bezug auf die Gesamtmortalität bestand im Gegensatz zu älteren Frauen bei jüngeren Frauen ein nicht-

Ereignisse	Relative Risiken** (vs. Placebo; 95 % CI)	Absolute Risiken (Zahl pro 10.000/Jahr)	
		Risiko	Benefit
Mammakarzinome	0,77 (0,59-1,01)		7
Herzinfarkte	0,91 (0,75-1,12)		5
Apoplexe	1,39 (1,10-1,77)	8	
Venöse Thromboembolien	1,33 (0,99-1,79)	7	
Kolorektale Karzinome	1,08 (0,75-1,55)	1	
Osteoporotische Frakturen*	0,70 (0,63-0,79)		56

Tab. 7.3: Relative(r) und absolute(r) Nutzen/Risiken einer HT im Rahmen des Estrogen-Arms der WHI-Studie [31].
* Hüftfrakturen 0,61 (0,41-0,91); vertebrale Frakturen 0,62 (0,42-0,93).
** Das "normale" Risiko unter Placebo ist gleich 1 gesetzt.

signifikanter Trend von HR 0.70 für 50-59 Jahre, von 1.05 für 60-69 Jahre und 1.14 für 70-79 Jahre (P für Trend =.06) [64].

7.8. Kontraindikationen

Zu den absoluten Kontraindikationen einer postmenopausalen HT zählen:

• vorbestehende koronare Herzkrankheit
• vorangegangene thromboembolische Ereignisse
• vorangegangener Schlaganfall
• Thrombophilie
• schwere Einschränkung der Leberfunktion.
• Absolut kontraindiziert ist zudem die alleinige Estrogen-Substitutionstherapie (ohne Gestagen-Zusatz) bei Frauen mit erhaltenem Uterus aufgrund des hohen Risikos eines Endometriumkarzinoms.
• Eine eigene oder familiäre Anamnese für Mammakarzinom wird nicht grundsätzlich als absolute Kontraindikation betrachtet.

7.9. Zusammenfassung

Die multifaktorielle Erkrankung Osteoporose zählt heute zu einer der häufigsten Erkrankungen der postmenopausalen Frau und weist trotz eines erweiterten Spektrums diagnostischer und therapeutischer Möglichkeiten weiterhin eine deutlich zunehmende Inzidenz auf. Da bei ca. 80-90 % der Frauen eine sekundäre Ursache der Osteoporose ausgeschlossen werden kann, ist pathopysiologisch die genetische Disposition sowie besonders der physiologische, postmenopausale Estrogenmangel von entscheidender Bedeutung. Im Rahmen der allgemeinen Osteoporoseprävention ergibt sich aufgrund der hohen Inzidenz der Erkrankung die Notwendigkeit zur frühzeitigen Identifikation von Risikopatienten sowie die Einleitung individuell angepasster Präventionsmaßnahmen. Dazu zählen neben der Motivation zu knochenstoffwechselgesunder Ernährungsweise bzw. Lebensstil die regelmäßige körperliche Aktivität sowie ggf. eine Calcium- und Vitamin D-Supplementierung. Zusätzlich steht mit der HT eine wirkungsvolle und kostengünstige Möglichkeit zur primären Prävention der Osteoporose zu Verfügung. In Bezug auf die Reduktion osteoporosebedingter Frakturen hat sich in einer Reihe von großen Fall-Kontroll- und Kohortenstudien sowie in der WHI-Studie übereinstimmend eine signifikante Frakturreduktion (dist. Radius-, LWS- und Schenkelhalsfrakturen) von 30-60 % gezeigt. Da bislang kein Wirksamkeitsnachweis für Bisphosphonate, Raloxifen, Teriparatid, Strontiumranelat, Calcitonin und Fluoride zur primären Prävention der Osteoporose vorliegt, ist eine HT die einzige nachgewiesenermaßen wirksame Behandlungsoption. Ob und wie lange sich auch nach Absetzen der HT die frakturreduzierende Wirkung nachweisen lässt, wird z. Z. im Rahmen der Nachuntersuchungen der WHI-Studie untersucht. Wahrscheinlich ist jedoch eine HRT zur Osteoporoseprävention über 5-10 Jahre empfehlenswert. Dies muss jedoch insbesondere vor dem Hintergrund der kritischen Diskussion zur Inzidenz der Detektion des Mammakarzinoms, Schlaganfalls und venöser Thrombose unter der Therapie gesehen werden. Entsprechend der Empfehlungen der S III-Leitlinie des Dachverbandes Osteologie (DVO) sollte die Entscheidung über den Beginn einer HT/ET bei Frauen mit erhöhtem Osteoporoserisiko unter eingehender Beratung und individueller Abwägung der möglichen Risiken und des Nutzens gemeinsam mit der Patientin getroffen werden. Aufgrund des deutlich positiveren Nebenwirkungsspektrums sollte bei Z.n. Hysterektomie immer eine reine Estrogen-Therapie zur Anwendung kommen.

Dieser Beitrag entstand nach Modifizierung und Aktualisierung eines Beitrages des Autors in der Zeitschrift "Gynäkologe" 2005; 38: 1065-1073. Wir danken Springer, Science and Business Media für die Zustimmung.

7.10. Literatur

1. Hadji P, Wüster C, Emons G, Schulz KD: Prävention der Osteoporose - eine Herausforderung für die gynekologische Sprechstunde. Frauenarzt (1998) 39:1864-1877.

1a. Haussler B, Gothe H, Gol D, Glaeske G, Pientka L, Felsenberg D. Epidemiology, treatment and costs of osteoporosis in Germany-the BoneEVA Study. Osteoporos Int 2007; 18(1): 77-84.

2. World Health Organization (WHO): Assessment of fracture risk and ist application to screening for postmenopausal osteoporosis. Report of a WHO Study Group. World Health Organ Tech Rep Ser 1994;843: 1-129

3. P. Hadji, K. Bock, G. Emons, C. Wüster, K.-D. Schulz: Früherkennung und Prävention der Osteoporose. Gynäkologe 35: 518-526 (2002)

4. Cooper C et al.: Epidemiology of osteoporosis. Osteoporosis Int (1999) 2:S2-S8.

5. National Osteoporosis Foundation Fast Facts. Available at http://www.nof.org/osteoporosis/diseasefacts.htm. Accessed 4th November 2004.

6. Melton LJ, III, et al. Osteoporos Int (1993) 3(3):113-119

7. C. Scheidt-Nave, E. Baum, M. Dören, P. Hadji, E. Keck, H. Minne, M. Seibel: DVO-Leitlinie Osteoporose bei postmenopausalen Frauen. Osteologie, Heft 2, Band 12: 13-41 (2003)

8. A. Genazzani, M. Gambacciani, H. Schneider, C. Christiansen, P. Hadji et al.: Postmenopausal osteoporosis: therapeutic options. International Menopause Society Expert Workshop; November 13-16, 2004, Pisa, Italy. Climacteric 8: 99-109 (2005)

9. Wüster Chr.: Prävention und Therapie der Osteoporose. MMW 1995;51/52:846-853

10. Ettinger MP. Aging bone and osteoporosis: strategies for preventing fractures in the elderly. Arch Intern Med 2003; 163:2237-46.

11. Cooper C et al.: Epidemiology of osteoporosis. Osteoporosis Int (1999) 2:S2-S8.

12. Ettinger B, Pressman A, Sklarin P, et al. Associations between low levels of serum estradiol, bone density, and fractures among elderly women: the study of osteoporotic fractures. J Clin Endocrinol Metab 1998; 83:2239-43.

13. P. Hadji, T. Rabe, O. Ortmann, A. Mueck, T. von Holst, G. Emons, K.-D. Schulz: Möglichkeiten und Grenzen der Osteoporoseprävention durch Östrogene und Gestagene. Gebirtshilfe und Frauenheilkunde 62: 436-445 (2002)

14. Slemenda C, Hui SL, Longcope C, Johnston CC. Sex steroids and bone mass: a study of changes about the time of menopause. J Clin Invest 1987;80:1261-9.

15. Horrowitz MC. Cytokines and estrogen in bone: anti-osteoporotic effects. Science 260: 626-627 (1993)

16. Lindsay R. Sex steroids in the pathogenesis and prevention of osteoporosis. In: Riggs BL and Melton LJ (Hrsg.). Osteoporosis: Etiology, Diagnosis and Management. Raven Press, New York (1988): 353-358.

16a. Hofbauer LC. Pathophysiology of RANK ligand (RANKL) and osteoprotegerin (OPG). Ann Endocrinol (Paris) 2006; 67(2): 139–41.

17. Melton LJ, III, et al. Osteoporos Int (1993) 3(3):113-119

18. Lindsay R. Sex steroids in the pathogenesis and prevention of osteoporosis. In: Riggs BL and Melton LJ (Hrsg.). Osteoporosis: Etiology, Diagnosis and Management. Raven Press, New York (1988): 353-358.

19. Ettinger B, Pressman A, Sklarin P, et al. Associations between low levels of serum estradiol, bone density, and fractures among elderly women: the study of osteoporotic fractures. J Clin Endocrinol Metab 1998; 83:2239-43.

20. Cummings SR, Browner WS, Bauer D, et al. Endogenous hormones and the risk of hip and vertebral fractures among older women. Study of Osteoporotic Fractures Research Group. N Engl J Med 1998; 339:733-8.

21. Goss PE und Hadji et al., Breast Cancer Research and Treatment 2003; Vol. 28, Suppl. 1, Abstr. 427

22. Eastell R, Hannon RA, Cuzick J et al. Effect of anastrozole on bone density and bone turnover: results of the 'arimidex' (anastrozole), Tamoxifen, alone or in combination (ATAC). ASBMR 24th annual meeting, J Bone Miner Res. (2003); S165: 1170

23. P. Hadji, M. Gottschalk, C. Jackisch, U. Wagner: Tumortherapie-induzierte Osteoporose beim Mammakarzinom, Teil 2. Frauenarzt 47, 11: 1000-1005 (2005)

24. Ettinger B, Ensrud KE, Wallace R, et al. Effects of ultralow-dose transdermal estradiol on bone mineral density: a randomized clinical trial. Obstet Gynecol 2004; 104:443-51

25. Christiansen C et al. (1990) : J Clin Endocrinol Metab; 71 : 836-841

26. PEPI Trial Writing Group. Effects of hormone therapy on bone mineral density. JAMA 1996; 276:1389-1396

27. Bagger Yu Z, Tanko LB, Alexandersen P, Hansen HB, Møllgaard A, Ravn P, Kanis J, Christiansen C. Two to three years of hormone replacement treatment in healthy women have long-term preventive effects on bone mass and osteoporotic fractures: the PERF study. Bone 2004; 34:728-735

28. Torgerson DJ, Bell-Syer SE. Hormone replacement therapy and prevention of non-vertebral fractures: a meta-analysis of randomized trials. JAMA 2001; 285: 2891-7.

29. Writing Group for the Women's Health Initiative Investigators.: Risks and benefits of estrogen plus progestin in healthy postmenopausal women. Principal results from the Women's Health Initiative randomized controlled trial. JAMA 288 (2002), 321-333.

30. Cauley JA, J, Chen Z, Cummings SR, Jackson RD, LaCroix AZ, LeBoff M, Lewis CE, McGowan J, Neuner J, Pettinger M, Stefanick ML, Wactawski-Wende J, Watts NB; Women's Health Initiative Investigators. Effects of estrogen plus progestin on risk of fracture and bone mineral density: the Women's Health Initiative randomized trial. JAMA. 2003; 290:1729-38.

31. The Women`s Health Initiative Steering Committee. Effects of conjugated equine estrogen in postmenopausal women with hysterectomy. The Women`s Health Initia-

tive randomized controlled trial. JAMA 2004; 291: 1701-1712.

32. Cranney A, Tugwell P, Zytaruk N, et al. Meta-Analysis of raloxifene for the prevention and treatment of postmenopausal osteoporosis. Endoc Rev 2002;23: 524-8.

33. Cummings SR, Black DM, Thompson DE, Applegate WB, Barrett-Connor E, Musliner TA, Palermo L, Prineas R, Rubin SM, Scott JC, Vogt T, Wallace R, Yates AJ, LaCroix AZ. Effect of alendronate on risk of fracture in women with low bone density but without vertebral fractures: results from the Fracture Intervention Trial. JAMA. 1998 Dec 23-30;280(24):2077-82.

34. Cranney A, Waldegger L, Zytaruk N, Shea B, Weaver B, Papaioannou A, Robinson V, Wells G, Tugwell P, Adachi J, Guyatt G. Risedronate for the prevention and treatment of postmenopausal osteoporosis. Cochrane Database Syst Rev. 2003;4:CD004523.

35. McClung MR, Geusens P, Miller PD, Zippel H, Bensen WG, Roux C, Adami S, Fogelman I, Diamond T, Eastell R, Meunier PJ, Reginster JY; Hip Intervention Program Study Group. Effect of risedronate on the risk of hip fracture in elderly women. Hip Intervention Program Study Group. N Engl J Med. 2001 Feb 1;344(5): 333-40.

36. Harrington JT, Ste-Marie LG, Brandi ML, Civitelli R, Fardellone P, Grauer A, Barton I, Boonen S. Risedronate Rapidly Reduces the Risk for Nonvertebral Fractures in Women with Postmenopausal Osteoporosis. Calcif Tissue Int. 74, Number 2 April 2004 129 - 135

37. Hadji P. Endogene und exogene Östrogene - Einfluss auf die Veränderungen des Knochenstoffwechsels in der Postmenopause. Gynäkologe 2005; 38: 1065-1073.

38. Wells G, Tugwell P et al. The Osteoporosis Methodology Group and the Osteoporosis Research Advisory Group. Meta-Analysis of the efficacy of hormone replacement therapy in treating and preventing osteoporosis in postmenopausal women. Endocrine Reviews 2002 23:529-539

39. C. Scheidt-Nave, E. Baum, M. Dören, P. Hadji, E. Keck, H. Minne, M. Seibel: DVO-Leitlinie Osteoporose bei postmenopausalen Frauen. Osteologie, Heft 2, Band 12: 13-41 (2003)

40. Greendale GA, Espeland M, Slone S, Marcus R, Barrett-Connor E; for the PEPI Safety Follow-up Study (PSFS) Investigators. Bone loss response to discontinuation of long-term hormone replacement. Arch Int Med 2002;162: 665-672

41. Yates J, Barrett-Connor E, Barlas S, Chen Y-T, Miller PD, Siris ES. Rapid loss of hip fracture protection after estrogen cessation: evidence from the National Osteoporosis Risk Assessment. Obstet Gynecol 2004;103:440-446

42. MacLennan AH, Broadbent JL, Lester S, Moore V. Oral oestrogen and combined oestrogen/progestogen therapy versus placebo for hot flushes. The Cochrane Database of Systematic Reviews 2004, Issue 4. Art. No.: CD002978. DOI: 10.1002/14651858.CD002978.pub2. MD

43. Barnabei VM, Cochrane BB, Aragaki AK, Nygaard I, Willaims RS, McGovern PG, Young RL, Wells EC, O'Sullivan MJ, Chen B, Schenken R, Johnson SR; for the Women's Health Initiative Investigators. Menopausal symptoms and treatment-related effects of estrogen and progestin in the Women's Health Initiative. Obstet Gynecol 2005;105:1063-1073

44. Nelson HD Commonly used types of postmenopausal estrogen for treatment JAMA 2004;291:1610-1620

45. Management of Menopause-Related Symptoms. Summary, Evidence Report/Technology Assessment: Number 120. AHRQ Publication No. 05-E016-1, March 2005. Agency for Healthcare Research and Quality, Rockville, MD. http://www.ahrq.gov/clinic/epcsums/menosum.htm

46. Collaborative Group on Hormonal Factors in Breast Cancer. Breast cancer and hormone replacement therapy: collaborative reanalysis of data from 51 epidemiological studies with 52 705 women with breast cancer and 108 411 women without breast cancer. Lancet 1997; 350: 1047-59

47. Chlebowski RT, Hendrix SL, Langer RD et al. Influence of estrogen plus progestin on breast cancer and mammography in healthy postmenopausal women. JAMA 2003;289:3243-53

48. Beral V, Reeves G, Banks E. Current evidence about the effect of hormone replacement therapy on the incidence of major conditions in postmenopausal women. BJOG 2005;112:692-695

49. Grady D, Gebretsadik T, Kerlikowske K, Ernster V, Petitti D. Hormone replacement therapy and endometrial cancer risk: a meta-analysis. Obstet Gynecol 1995; 85:304-13

50. Krieger N, Löwy I, Aronowitz R, Bigby J, Dickersin K, Garner E et al. Hormone replacement therapy, cancer, controversies, and women's health: historical, epdidemiological, biological, clinical, and advocacy perspectives. J Epidemiol Community Health 2005;59:740-748

51. Lethaby A, Suckling J, Barlow D, Farquhar CM, Jepson RG, Roberts H. Hormone replacement therapy in postmenopausal women: endometrial hyperplasia and irregular bleeding. The Cochrane Database of Systematic Reviews 2004, Issue 3. Art. No.: CD000402. DOI: 10.1002/14651858.CD000402.pub2

52. Fisher B, J. P. Costantino, D. L. Wickerham, et al. Tamoxifen for prevention of breast cancer: report of the National Surgical Adjuvant Breast and Bowel Project P-1 Study J Natl Cancer Inst 1998;90 (18):1371-1388

53. Cauley, J. A., L. Norton, M. E. Lippman, et al., Continued breast cancer risk reduction in postmenopausal women treated with raloxifene: 4-year results from the MORE trial. Multiple outcomes of raloxifene evaluation.Breast Cancer Res Treat 2001;65 (4):125-134

54. Cushman M, Kuller LH, Prebtice R, Rodabough RJ, Psaty BM, Stafford RS, Sidney S, Rosendaal FR; for ther Women´s Helath Inituiative Investigators. Estrogen plus progestin and risk of venous thrombosis. JAMA 2004; 292:1573-1580

55. Grady D, Herrington D, Bittner V, Blumenthal R, Davidson M, Hlatky M et al., for the Heart and Estrogen / Progestin Replacement Study (HERS) Research Group. Cardiovascular disease outcomes during 6.8 years of hormone therapy: Heart and Estrogen/ Progestin Replacement Study follow-up (HERS II). JAMA 2002;288:49-57.

56. Hulley S, Grady D, Bush T, Furberg C, Herrington D, Riggs B, Vittinghoff E, for the Heart and Estrogen / Progestin Replacement Study (HERS) Research Group. Randomized trial of estrogen plus progestin for secondary prevention of coronary heart disease in postmenopausal women. JAMA 1998; 280:605-13.

57. Manson JE, Hsia J, Johnson KC, Rossouw JE, Assaf AR, Lasser NL et al. Estrogen plus progestin and the risk of coronary heart disease. New Engl J Med 2003;349:523-34

58. Bath PMW, Gray LJ. Association between hormone replacement therapy and subsequent stroke: a meta-analysis. BMJ, doi:1010.1136/bmj.38331.665347.8F (epub Dec. 2004)

59. Hulley S, Furberg C, Barrett-Connor E, Cauley J, Grady D, Haskell W et al., for the Heart and Estrogen / Progestin Replacement Study (HERS) Research Group. Noncardiovascular disease outcomes during 6.8 years of hormone therapy. JAMA 2002; 288:58-66.

60. Nelson HD, Humphrey LL; Nygren P et al. Postmenopausal hormone replacement therapy: scientific review. JAMA 2002;288:872-881 MD

61. Anderson GL, Judd HL, Kaunitz AM, Barad DH, Beresford SA Pettinger M et al. Effects of estrogen plus progestin on gynecologic cancers and associated diagnostic procedures: the Women´s Health Initiative randomized trial. JAMA 2003;291:1739-48

62. Gabriel-Sánchez R, Carmona L, Roque M, Sánchez-Gómez LM, Bonfill X. Hormone replacement therapy for preventing cardiovascular disease in post-menopausal women. The Cochrane Database of Systematic Reviews 2005, Issue 2. Art. No.: CD002229. DOI: 10.1002/14651858.CD002229.pub2.

63. Chlebowski RT, Wactawski-Wende J, Ritenbaugh C, Hubbell FA et al. Women's Health Initiative Investigators. Estrogen plus progestin and colorectal cancer in postmenopausal women. New Engl J Med 2004;350:991-1004.

64. Russouw JE, Prentice RL, Manson JE, et al. Postmenopausal Hormone Therapy and Risk of Cardiovascular Disease by Age and Years Since Menopause. JAMA 2007; 297: 1465-1477

8. Strontiumranelat

8.1. Einführung

Erste Untersuchungen zum Einfluss von Strontium auf den Knochen wurden bereits 1910 publiziert [1], doch erst eine 1985 von Marie et al. veröffentlichte Untersuchung wies auf das mögliche therapeutische Potential von Strontiumranelat bei Osteoporose hin [2].

Strontiumranelat ist in Deutschland in einer Dosierung von 2 g/Tag (Protelos®) seit September 2004 zur Therapie der postmenopausalen Osteoporose zur Reduktion des Risikos von Wirbelsäulen- und Hüftfrakturen zugelassen. Außer in Europa ist die Substanz in Australien, der Türkei und mehreren arabischen Ländern verfügbar.

8.2. Substanz

Strontium steht wie Calcium in der zweiten Hauptgruppe des Periodensystems (Erdalkalimetalle) und ist chemisch eng mit diesem verwandt (☞ Tab. 8.1). Das Element wurde im Jahre 1795 von dem schottischen Arzt Adair Crawford (1748-1795) in Edinburgh entdeckt. Er untersuchte das in der Nähe des Ortes Strontian gefundene Mineral Strontianit und stellte fest, dass sich die Flammenfärbung bei der Flammprobe des gemahlenen Minerals im Gegensatz zum Calcium geringfügig unterschied. Sir Humphrey Davy gelang es im Jahre 1808 als erstem, metallisches Strontium in unreiner Form herzustellen.

Mit einem Massenanteil von 0,014 % steht Strontium an 22. Stelle der Elementhäufigkeit. Es steht damit zwischen Nickel und Vanadium. In der Natur kommt es nicht elementar vor. Die wichtigsten Strontiumminerale sind der Coelestin (Strontiumsulfat) und der Strontianit (Strontiumcarbonat). Dabei kommt Strontium als Gemisch stabiler Isotope vor. Als natürliches Spurenelement wird es (in geringer Menge) mit der Nahrung aufgenommen, es ist damit physiologisch in Weichteilgeweben, Blut und Knochen enthalten.

	Strontium	Calcium
Relative Atommasse	87,62	40,078
Ornungszahl	38	20
Schmelzpunkt	777 °C	842 °C
Siedepunkt	1.382 °C	1.484 °C
Oxidationszahl	2	2
Dichte	2,67 g/cm³	1,54 g/cm³
Härte (Mohs)	1,5	1,5
Elektronegativität	0,95 (Pauling)	1,0 (Pauling)
Atomradius	215,1 pm	197,4 pm
Elektronenkonfiguration	$[Kr]5s^2$	$[Ar]4s^2$
Natürliche Häufigkeit	Sr-84 0,56 % Sr-86 9,86 % Sr-87 7,00 % Sr-88 82,58 %	Ca-40 96,941 % Ca-42 0,647 % Ca-43 0,135 % Ca-44 2,086 % Ca-46 0,004 % Ca-48 0,187 %

Tab. 8.1: Vergleich wesentlicher Eigenschaften von Strontium und Calcium.

Strontiumranelat besteht aus zwei Atomen stabilem Strontium und einem Molekül Ranelicsäure. Die organische Komponente dient als Resorptionsvermittler. In einer Tagesdosis von 2 g Granulat Strontiumranelat sind etwa 700 mg Strontium (34 %) enthalten.

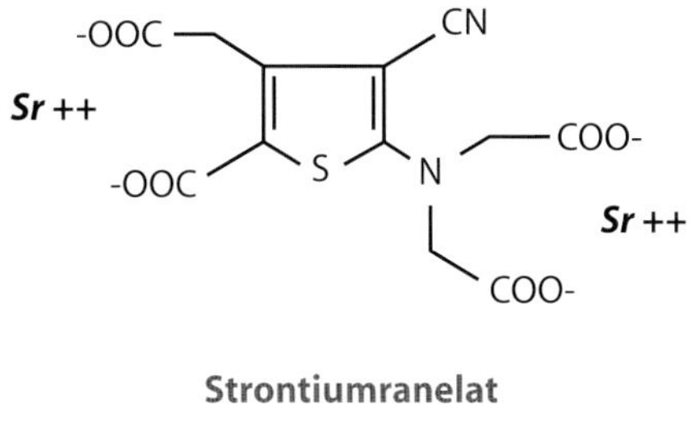

Strontiumranelat

Abb. 8.1: Strukturformel von Strontiumranelat.

8.3. Pharmakokinetik

Die Bioverfügbarkeit von Strontium als Ranelat beträgt beim Menschen nach oraler Verabreichung von 2 g Granulat 25 %, Ranelicsäure wird nur gering resorbiert, ihre Bioverfügbarkeit beträgt nur 2,5 %, der überwiegende Teil wird fäkal ausgeschieden. Aufgrund seiner hohen Polarität ist die Resorption, Verteilung und die Bindung von Ranelicsäure an Plasmaproteine gering. Die Resorption erfolgt im Dünndarm.

Nahrungszufuhr und insbesondere die Einnahme von Calcium reduziert die Bioverfügbarkeit von Strontium um bis zu 70 % im Vergleich zu einer Einnahme drei Stunden nach einer Mahlzeit. Aufgrund der relativ langsamen Resorption von Strontium sollten Nahrungs- und Calciumeinnahmen vor und nach der Anwendung von Strontiumranelat vermieden werden. Es wird deshalb die einmal tägliche Einnahme vor dem Zubettgehen empfohlen. Eine Supplementation mit Vitamin D hat dagegen keinen Einfluss auf die Verfügbarkeit von Strontium.

Die Elimination der Strontiumionen aus dem Serum erfolgt mit einer Halbwertszeit von 60 Stunden, nach ca. 15 Tagen ist ein *steady state* des Serumspiegels erreicht. Die errechnete erste Halbwertszeit aus dem Knochen beträgt ca. 41 Tage [3]. Messungen der Strontiumkonzentrationen in Knochenbiopsien aus dem Beckenkamm von Patientinnen, die bis zu 60 Monaten mit Strontiumranelat behandelt wurden, zeigen, dass die Strontiumkonzentrationen dort nach ca. 3 Jahren ein Plateau erreichen.

8.4. Wirkungsmechanismus und präklinische Studien

Strontium weist aufgrund seiner engen Verwandtschaft zu Calcium eine hohe Knochenaffinität auf. Es reichert sich dort an und hat eine lokale calcimimetische Wirkung. Es sind insgesamt nur geringe systemische Effekte nachweisbar, so kommt es unter Therapie z.B. zu einem geringfügigen Abfall des PTH im Plasma.

Strontium wird oberflächlich an den Knochen adsorbiert, ohne die Eigenschaften des Hydroxylapatitkristalls zu verändern [4]. Theoretisch kann bei Anwesenheit von hohen Dosen von Strontium dieses im Verhältnis von 1 : 10 zu Calcium in das Hydoxylapatit eingebaut werden. Sr-Hydroxylapatit weist chemisch in der Tat signifikant andere Eigenschaften als Ca-Hydroxylapatit auf. *In vivo* lässt sich dieses Phänomen jedoch auch bei Behandlung mit hohen Dosen von Strontiumranelat praktisch nicht nachweisen.

Osteoblasten haben mehrere unterschiedliche Rezeptoren, die auf Calcium reagieren. Dazu gehören der klassische *kation sensing*-Rezeptor, die Glutamid-Rezeptoren 1, 3 und 5 sowie der G-Protein gekoppelte Rezeptor 6A [5]. Letzterer reagiert sowohl auf Calcium als auch Magnesium, Strontium, Aluminium und Gadolinium. Damit können Strontiumionen als Agonisten am *calcium sensing*-Rezeptor fungieren. So weist Strontium bei mit dem *calcium sensing*-rezeptor transfizierten Zellen auch eine ähnliche Rezeptoraffinität wie Calcium auf und es erfolgt eine dosisabhängige Aktivierung intrazellulärer Stoffwechselprozesse [6].

Auf zellulärer Ebene weist Strontium *in vitro* proliferative Effekte auf Präosteoblasten auf, reife Osteoblasten werden dagegen kaum beeinflusst. Dagegen wird die Kollagensynthese reifer Osteoblasten durch Strontium stimuliert, während sie bei Präosteoblasten nur wenig beeinflusst wird. Die Effekte scheinen spezifisch für Strontium zu sein, da sie nicht durch Calcium- oder Natriumsalze hervorgerufen werden konnten [7].

Osteoklasten werden in ihrer Funktion durch Strontium gehemmt. So kommt es in Kulturen von Hühner-Knochenmark zu einem signifikanten Rückgang der wichtigsten Marker der Osteoklastenaktivität (Carboanhydrase II und Vitronectin-Rezeptor) [8]. *In vitro*-Untersuchungen von Knochenzellkulturen der Maus zeigten ebenfalls eine ausgeprägte Hemmung der Rekrutierung von Osteoklasten sowie eine Hemmung ihrer Aktivität, ohne dabei toxische Effekte auf diese Zellen zu entfalten [9-11].

Histomorphometrische Untersuchungen am alveolären Unterkieferknochen von gesunden Affen über sechs Monate zeigten unter Strontiumranelat eine Steigerung der Osteoblastenoberfläche sowie eine Reduktion der Osteoklastenoberfläche [12]. Dadurch wurden die *in vivo*-Studien bei Nagern, die eine Zunahme der Knochenmasse sowohl in Achsenskelett als auch am peripheren Knochen zeigten, bestätigt. Im Einzelnen konnte bei Ratten eine Zunahme des trabekulären Volumens, der Trabekeldicke und der Anzahl der Trabekel beobachtet werden (☞ Abb. 8.2).

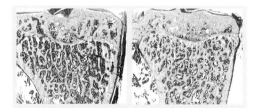

Abb. 8.2a+b: Trabekuläre Knochenmasse an der Rattentibia unter einer Therapie mit Strontiumranelat über 2 Jahre. **Links:** Kontrolle, **rechts:** Strontiumranelat 900 mg/kg KG/d [25].

Die Verbesserung der biomechanische Kompetenz wurde sowohl an der Humerusdiaphyse, am Femurschaft als auch am Wirbelkörper nachgewiesen. Insgesamt konnten keine negativen Effekte auf die Knochenmineralisation beobachtet werden [13-15].

In vivo-Studien zeigten bei ovarektomierten Ratten einen weiteren Anstieg der alkalischen Phosphatase durch Strontiumranelat. Dagegen wird der Rückgang der Knochenmineraldichte bzw. die Abnahme des Aschengewichtes des Knochens nach Ovarektomie durch Strontiumranelat erhalten bzw. sogar verbessert [16]. Die Ergebnisse stehen im Gegensatz zu den Beobachtungen unter antiresorptiven Substanzen wie Bisphosphonate oder SERMS, die in dieser Versuchsanordnung nicht nur den Knochenabbau, sondern auch die Knochenneubildung hemmen.

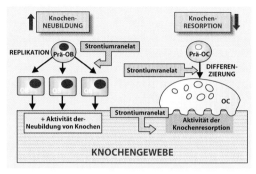

Abb. 8.3: Zusammenfassende Darstellung des Wirkungsmechanismus von Strontiumranelat am Knochen. **OB:** Osteoblast, **OC:** Osteoklast.

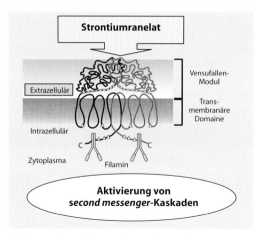

Abb. 8.4: Strontiumranelat wirkt am *kation sensing-receptor* calcimimetisch.

8.5. Klinische Studien

In einer Phase II-Studie (STRATOS, n=353) konnte bei postmenopausalen Frauen in der Gruppe der mit 2 g Strontiumranelat pro Tag über zwei Jahre Behandelten eine Zunahme der Knochenmineraldichte um 14,6 % nachgewiesen werden. Insgesamt waren 44 Prozent weniger Wirbelkörperdeformitäten nachweisbar. Es kam zu einem Anstieg der knochenspezifischen alkalischen Phosphatase um 11 % und zu einem Rückgang des aminoterminalen Typ I Kollagen Telopeptids (NTX) um 20,2 % nach 6 Monaten, nach 24 Monaten lagen die Werte noch um 8,6 % unter dem Ausgangswert. Interessanterweise veränderten sich die Konzentrationen von Osteocalcin nicht unter der Therapie [17,18].

Die Wirksamkeit von Strontiumranelat wurde in zwei internationalen, randomisierten, doppelblinden, placebokontrollierten Phase III-Studien untersucht. In der SOTI-Studie (*Spinal Osteoporosis Therapeutic Intervention*) wurde die Reduktion von Wirbelkörperfrakturen untersucht, in der TROPOS-Studie (*Treatment Of Peripheral Osteoporosis*) war der primäre Endpunkt die Reduktion der extravertebralen Frakturen inklusive der Hüftfrakturen (ausgenommen waren Frakturen des Schädels, des Gesichts, des Steißbeins, der Finger und der Zehen sowie der Sprunggelenke, da diese nicht kausal mit Osteoporose in Zusammenhang stehen). In beiden Studien wurde Strontiumranelat über 3 Jahre in einer Dosis von 2 g/Tag oral verabreicht [19,20].

Vorgeschaltet war beiden Studien eine *run-in-Phase* (FIRST, *Fracture International Run-in for Strontiumranelat Trials*), in der die Patientinnen vor Einschluss in die eigentlichen Frakturstudien eine bedarfsangepasste Substitution mit Calcium und Vitamin D erhielten. Diese Basismedikation wurde über die gesamte Studiendauer fortgeführt.

In der SOTI-Studie (n=1.649) wurden Frauen über 50 Jahre eingeschlossen, die mindestens fünf Jahre postmenopausal waren. Voraussetzung waren weiterhin mindestens eine vorbestehende Wirbelfraktur und eine Knochenmineraldichte (BMD) der LWS kleiner als 0,84 g/cm². Im Durchschnitt waren die Patientinnen 69 Jahre alt und 22 Jahre postmenopausal. Die Knochenmineraldichte an der Wirbelsäule betrug im Durchschnitt 0,591 g/cm², zu Studienbeginn lagen im Mittel 2,2 Wirbelkörperfrakturen vor, 33 % der Patientinnen hatten extravertebrale Frakturen.

Bereits nach einem Jahr zeigte sich unter Behandlung mit Strontiumranelat eine relative Risikoreduktion für Wirbelkörperfrakturen um 49 % (RR=0,51, 95 % CI 0,36 - 0,74, p<0,001), nach drei Jahren waren es minus 41 % (RR=0,59, 95 % CI 0,48 - 0,73, p<0,001) bei einer NNT von 9. Auch das Risiko für klinische Wirbelkörperfrakturen ging im ersten Behandlungsjahr signifikant um 52 % zurück (p= 0,003). Damit verbunden war ein deutlich vermindertes Auftreten von Rückenschmerzen und eine geringere Abnahme der Körpergröße bei den mit Strontiumranelat behandelten Patientinnen im Vergleich zu Placebo. Unter der Therapie mit Strontiumranelat stieg die Knochenmineraldichte über drei Jahre an der Wirbelsäule um 14,4 % und am Schenkelhals um 8,3 % im Vergleich zur Placebo-Gruppe signifikant an.

> Strontium besitzt im Vergleich zu Calcium einen größeren Atomradius und ein größeres Atomgewicht und bewirkt so eine höhere Absorption von Röntgenstrahlen. Da die DXA-Messung die Knochenmineraldichte als Calcium-Äquivalent angibt, wird bei einem erhöhtem Sr^{2+}-Gehalt im Knochen die Knochenmineraldichte technisch bedingt überschätzt.

Der vom Strontium-Effekt bereinigte Knochenmineraldichtezuwachs liegt bei ca. 50 % des gemessenen Zuwachses (in g/cm²) [17]. In der SOTI-Studie ergab sich demnach nach Korrektur des Strontiumeffektes ein Zuwachs der BMD an der LWS von 8,1 % über 3 Jahre im Vergleich zur Kontrollgruppe.

Die Patientinnen der TROPOS-Studie (n=5.091) waren über 74 Jahre oder älter als 70 Jahre mit einem zusätzlichen Risikofaktor für osteoporotische Frakturen, wie zum Beispiel einer vorbestehenden osteoporotischen Fraktur in der Postmenopause oder einer positiven Familienanamnese. Zusätzlich war eine BMD am Schenkelhals kleiner als 0,6 g/cm² gefordert. Für das gesamte Kollektiv (Durchschnittsalter 77 Jahre) ergab sich nach drei Jahren Behandlung mit 2 g Strontiumranelat pro Tag eine Senkung der Rate extravertebraler Frakturen um 16 % (RR=0,84, 95 % CI 0,70 - 0,99). In der Gesamtgruppe war die Reduktion der Hüftfrakturen nicht signifikant. Eine *a posteriori* Auswertung einer Gruppe besonders gefährdeter Patientinnen über 74 Jahre mit einem T-Score von < -3,0 zeigte eine Reduktion des Risikos für Hüftfrakturen um 36 % im Vergleich zur Placebo-Gruppe (RR=0,64, 95 % CI 0,412 - 0,997, p= 0,046). Die Knochenmineraldichte stieg am Schenkelhals über drei Jahre ohne Berücksichtigung des oben diskutierten Korrekturfaktors um 8,2 % an. Auch in der TROPOS-Studie fand sich ein Rückgang vertebraler Frakturen um 39 %. Zwischenzeitlich wurden auch erste 5-Jahres-Daten dieser Studie veröffentlicht, die weiterhin eine signifikante Abnahme der vertebralen Frakturen um 24 % sowie der extravertebralen Frakturen um 15 % belegen [21].

In einer gepoolten Analyse der SOTI- und TROPOS-Studien konnte auch bei Patientinnen ohne vorbestehende Wirbelkörperfrakturen eine signifikante Reduktion des Risikos für das Auftreten einer Wirbelkörperfraktur nachgewiesen werden. Auch Patientinnen mit Osteopenie (T-Score < -1,0 und ≥ -2,5) weisen unter einer Therapie mit Strontiumranelat signifikant weniger Wirbelkörperfrakturen auf [22].

Hervorzuheben ist die Auswertung der Daten der Patientinnen über 80 Jahre, die wegen ihrer Frakturhäufigkeit eine sehr wichtige Gruppe darstellen, für die bislang kaum Daten publiziert sind. Hier zeigt sich ebenfalls eine signifikante Abnahme von vertebralen und extravertebralen Frakturen unter einer Therapie mit Strontiumranelat über 3 Jahre im Vergleich zu Placebo [23].

Die in den klinischen Studien beobachteten Veränderungen der Knochenmarker bestätigen die Daten der präklinischen Untersuchungen, die einen dualen Wirkungsmechanismus des Strontiumranelats nahe legen. So kann im Vergleich zu Placebo bereits nach 3 Monaten ein signifikanter Anstieg der knochenspezifischen alkalischen Phosphatase (bAP) beobachtet werden, gleichzeitig kommt es zu einem Abfall des carboxyterminalen Telopeptids des Kollagens (CTX) unter der Therapie mit Strontiumranelat. Allerdings stiegen im weiteren Verlauf der Studie auch die Knochenmarker (bAP, CTX) in der Placebo-Gruppe und nach 6-monatiger Therapie die CTX-Werte in der Strontiumranelat-Gruppe weiter an, so dass letztere nach über 12-monatiger Therapie über den Ausgangswerten lagen. Ein signifikanter Unterschied zwischen der Placebo- und der Strontiumranelat-Gruppe war bei den postmenopausalen Frauen über die gesamte Therapiedauer von 3 Jahren nachweisbar (☞ Abb. 8.5) [19].

Ein Vergleich von 89 Knochenbiopsien unbehandelter Patientinnen mit denen von 49 mit Strontiumranelat behandelten Patientinnen (die Biopsien wurden zwischen dem Monat 0 und 60 erhoben, allerdings nur fünf gepaarte Biopsien) zeigte unter der Therapie einen normalen lamellären Knochen. Es waren keine Markfibrose, Entwicklung von Geflechtknochen oder Mineralisationsdefekte nachweisbar. Die Aktivierungsfrequenz änderte sich nicht [24].

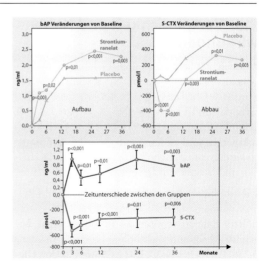

Abb. 8.5: Verlauf von Osteoblasten- und Osteoklastenparametern unter einer Therapie mit Strontiumranelat. **CTX**: carboxyterminales Telopeptid des Kollagens, **bAP**: knochenspezifische alkalische Phosphatase. Modifiziert nach [19].

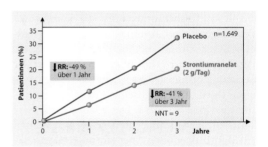

Abb. 8.6: Reduktion des Risikos für vertebrale Frakturen in der SOTI-Studie unter einer Therapie mit Strontiumranelat im Vergleich zu Placebo. Modifiziert nach [19].

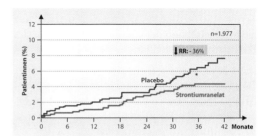

Abb. 8.7: Reduktion des Risikos für Hüftfrakturen in einer Subgruppe der TROPOS-Studie unter einer Therapie mit Strontiumranelat im Vergleich zu Placebo. Modifiziert nach [20].

8.6. Verträglichkeit und Nebenwirkungen

Die in den Zulassungsstudien am häufigsten zu beobachtenden unerwünschten Ereignisse waren transiente Übelkeit (6,6 % vs. 4,3 % in der Placebo-Gruppe) und Durchfälle (6,5 % vs. 4,6 %) bzw. dünnflüssiger Stuhl (1,1 % vs. 0,2 %). Auch Kopfschmerzen und andere neurologische Symptome sowie dermatologische Auffälligkeiten wie Dermatitis und Ekzeme wurden etwas vermehrt berichtet.

Die kombinierte Auswertung der SOTI- und TROPOS-Studien ergab im Vergleich zu Placebo eine höhere Rate an venösen Thromboembolien einschließlich Pulmonalembolien (gesamte Inzidenz 0,7 %; RR 1,42; 95 % CI 1,02 - 1,98; p = 0,036). Diese Nebenwirkungen waren nicht auf Risikopatienten beschränkt und führten dazu, dass in den Fachinformationen unter dem Punkt "Warnhinweise" auf die venösen Thrombembolien hingewiesen wird, eine Kontraindikation besteht nicht. Der Grund für dieses Phänomen ist nicht bekannt, ein möglicher Mechanismus wäre die kompetitive Verdrängung von Calcium in der Gerinnungskaskade durch Strontium. Allerdings konnte keine Veränderung der Thrombozytenzahl oder der Gerinnungsparameter nachgewiesen werden, was gegen einen calcimimetischen Effekt des Strontiums als Ursache spricht. Das relative Risiko war insgesamt auch niedriger als bei einer Behandlung mit SERMS oder unter einer Hormonersatztherapie.

Laborchemisch fielen unter Strontium etwas vermehrt transiente asymptomatische CK-Anstiege auf, die sich in der Regel (86 %) ohne weitere Maßnahmen unter der fortgesetzten Therapie normalisierten (1,0 % vs. 0,4 %). Die Anstiege betrafen nur die Muskelfraktion der CK, der Mechanismus des Enzymanstiegs ist unklar.

Das Risiko einer Gastritis, eines Ulcus oder einer Ösophagitis waren nicht anders als in der Placebo-Gruppe. Eine Dosisanpassung ist bei leichter bis mäßiger renaler Insuffizienz (Kreatininclearance 30-70 ml/min) nicht erforderlich.

8.7. Zusammenfassung

Mit Strontiumranelat steht ein Osteoporosetherapeutikum mit einem Wirkungsmechanismus zur Verfügung, der sich von dem der bislang verfügbaren Substanzen unterscheidet. Neben einem stimulierenden Effekt auf Osteoblasten scheint zusätzlich auch ein hemmender Effekt auf Osteoklasten zu bestehen, was zu einer positiven Bilanz des Knochenstoffwechsels führt. Die Wirkung scheint überwiegend durch eine calcimimetische Wirkung am *cation-sensing*-Rezeptor der Osteoblasten und Osteoklasten hervorgerufen zu werden.

> Es besteht eine ausreichende Evidenz (Studien mit Evidenzgrad 1++), dass unter der Therapie mit Strontiumranelat signifikant weniger vertebrale sowie extravertebrale Frakturen auftreten, so dass für die Substanz der Empfehlungsgrad A ausgesprochen werden kann.

Das Präparat ist insgesamt gut verträglich und weist eine geringe Nebenwirkungsrate auf. Allerdings sind für die Einnahme gewisse Vorschriften einzuhalten, um eine optimale Resorption zu gewährleisten.

8.8. Literatur

1. Lehnerdt F. Zur Frage der Substitution des Calciums im Knochensystem durch Strontium. Beiträge zur Pathologischen Anatomie und Allgemeinen Pathologie. Ziegler, 1910; 47: 215-247.

2. Marie PJ, Garba MT, Hott M, Miravet L. Effect of low doses of stable strontium on bone metabolism in rats. Miner Electrolyte Metab 1985; II: 5-13.

3. Marie PJ, Ammann P, Boivin G, Rey C. Mechanisms of action and therapeutic potential of strontium in bone. Calcif Tissues Int 2001; 69: 121-129.

4. Boivin GY, Farlay D, Panczer G et al. Long-term strontium ranelate administration in monkeys : effects on mineral crystals and on the degree of mineralization of bone. J Bone Miner Res 2001; 16(Suppl 1) : SA401.

5. Coulombe J, Faure H, Robin B, Ruat M. In vitro effects of strontium ranelate on the extracellular calcium-sensing receptor. Biochem Biophys Res Comm 2004; 323 : 1184-1190.

6. Quinn SJ, Kifor O, Ye C et al. Strontium is a full agonist of the extracellular calcium-sensing receptor (CSR) transfected in human embryonic kidney cells. Osteoporos Int 2004; 15(Suppl 1): P329.

7. Canalis E, Hott M, Deloffre P, Tsouderos Y et al. The divalent strontium salt S12911 enhances bone cell replication and bone formation in vitro. Bone 1996; 18: 517-523.

8. Izumisawa T, Morohashi T, Amano H, Yamada S. The effect of stable strontium on calcium metabolism: II. Ef-

fect of 1a-hydroxyvitamin D3 in strontium-fed rats and inhibitory effect of strontium on bone resorption in vitro. J Bone Miner Metab 1994; 12: 43-49.

9. Su Y, Bonnet J, Deloffre P, Tsouderos Y et al. The strontium salt S12911 inhibits bone resorption in mouse calvaria and isolated rat osteoclasts cultures. Bone Miner 1992; 17: 188.

10. Baron R, Tsouderos Y. In vitro effects of S129911-2 on osteoclast function and bone marrow macrophage differentiation. Eur J Pharmacol 2002; 450: 11-17.

11. Takahashi N, Sasaki T, Tsouderos Y, Suda Y. S12911-2 inhibits osteoclastic bone resorption in vitro. J Bone Miner Res 2003; 18: 1082-1087.

12. Buehler J, Chappuis P, Saffar JL, Tsouderos Y et al. Strontium ranelate inhibits bone resorption while maintaining bone formation in monkeys (Macaca fascicularis). Bone 2001; 29: 176-179.

13. Arlot ME, Roux JP, Boivin G, Perrat B et al. Effects of a strontium salt (S12911) on both tibial metaphysis and epiphysis in normal growing rats. J Bone Miner Res 1995; 10(Suppl 1): 356.

14. Ammann P, Rizzoli R, Deloffre P, Tsouderos Y et al. Long-term administration of a high dose of the strontium salt S12911 has no toxic effect on bone biomechanics in female rats and may improve bone strength of the midshaft humerus. J Bone Miner Res 1995; 10(Suppl 1): 358.

15. Ammann P, Rizzoli R, Deloffre P, Tsouderos Y et al. The increase in vertebral bone mass induced in intact rats by long-term administration of the strontium salt S12911 is directly correlated with vertebral bone strength. Osteoporos Int 1996; 6(Suppl): 259.

16. Marie PJ, Hott M, Modrowski D et al. An uncoupling agent containing strontium prevents bone loss by depressing bone resorption and maintaining bone formation in estrogen-deficient rats. J Bone Miner Res 1993; 18: 607-615.

17. Meunier PJ, Slosman D, Delmas P, Schert JL et al. Strontium ranelate: Dose-dependent effects in established postmenopausal vertrebral osteoporosis: A 2-year randomized placebo controlled trial. J Clin Endocrinol Metabolism 2002; 87: 2060-2066.

18. Reginster JY, Deroisy R, Dougados M, Jupsin I et al. Prevention of early postmenopausal bone loss by strontium ranelate: The randomized, two-year, double blind, dose-ranging, placebo-controlled trial. Osteoporos Int 2002; 13: 925-931.

19. Meunier PJ, Roux C, Seeman E et al. The effects of strontium ranelate on the risk of vertebral fracture in women with postemenopausal osteoporosis. N Engl J Med 2004; 350: 459-468.

20. Reginster JY, Seeman E, De Vernejoul MC, Adami S et al. Strontium ranelate reduces the risk of nonvertebral fractures in postmenopausal women with osteoporosis: treatment of peripheral osteoporosis (TROPOS) study. J Clin Endocrinol Metab 2005; 90: 2816-2822.

21. Reginster JY, Meunier PJ, Roux C, Compston J et al. Strontium ranelate: an anti-osteoporotic treatment demonstrated vertebral and nonvertebral anti fracture efficacy over 5 years in post menopausal osteoporotic women. Osteoporos Int 2006, 17(Suppl. 1): OC31.

22. Sawicki A, Reginster JY, Roux C et al. Strontium ranelate reduces the risk of vertebral fractures in postmenopausal women with osteopenia. Osteoporos Int 2004; 15(Suppl 1): P430SA.

23. Seeman E, Vellas B, Benhamou C, Aquino JP et al. Strontium ranelate reduces the risk of vertebral and nonvertebral fractures in women eighty years of age and older. J Bone Miner Res 2006 ; 21(7): 1113-20

24. Arlot ME, Delmas P, Burt-Pichat B, Roux JP et al. The effects of strontium ranelate on bone remodeling and bone safety assessed by histomorphometry in patients with postmenopausal osteoporosis. J Bone Miner Res 2005; 20(1): S22-23.

25. Ammann P, Shen V, Robin B et al. Strontium ranelate improves bone resistance by increasing bone mass and improving architecture in intact female rats. J Bone Miner Res 2004;19 (12). 2012-2020

9. Teriparatid – Parathormonfragment (1-34) und Parathormon

9.1. Einführung

Im Gegensatz zu den bisher erhältlichen Antiresorptiva steht mit Teriparatid, dem N-terminalen Aminosäurefragment (1-34) des humanen Parathormons und dem vollständigen Parathormon (1-84), erstmals eine osteoanabole Therapie mit nachgewiesenem fraktursenkendem Effekt zur Verfügung. Teriparatid/Parathormon stimuliert bei erhaltenem Remodeling die osteoblastäre Neubildung von Knochengewebe [46]. Das bedeutet, dass nicht nur die weitere Resorption von Knochensubstanz gebremst wird, sondern tatsächlich neuer, physiologischer Knochen mit typischer Mikroarchitektur gebildet werden kann. Damit besteht prinzipiell auch bei manifester Osteoporose die Möglichkeit der "Heilung", in diesem Falle das Erreichen von "normalen" Knochenmineraldichtewerten bei gleichzeitig verbesserter Mikroarchitektur und erheblich verringertem Frakturrisiko.

9.2. Wirkweise

Parathormon wird von den Nebenschilddrüsen produziert und spielt eine zentrale Rolle in der Calcium-Homöostase. Erniedrigte Calciumspiegel im Serum führen zu einem Anstieg des Parathormon-Spiegels. Parathormon erhöht direkt die tubuläre Calcium-Rückresorption in der Niere und über eine Stimulation der 1-α-Cholecalciferol-Hydroxylase mit nachfolgend erhöhten aktiven Vitamin D-Spiegeln auch die intestinale Calciumabsorption.

Parathormon wird aus verschiedenen Vorstufen gebildet. Intaktes humanes Parathormon (hPTH 1-84) besteht aus 84 Aminosäuren, wobei die biologisch aktive Gruppe am N-terminalen Ende liegt. Das Peptid aus den ersten 34 N-terminalen Aminosäuren (hPTH 1-34) ist dabei in der Lage, die volle biologische Aktivität der klassischen Parathormonwirkungen auszulösen. Das N-terminale Ende 1-14 ist für die Aktivierung des PTH-Rezeptors verantwortlich. Das C-terminale Segment 15-34 stabilisiert die Anlagerung des Hormons an seinen Rezeptor und stellt die korrekte Positionierung des N-terminalen signalübertragenden Endes im Rezeptor sicher.

Im Rahmen des Hyperparathyreoidismus führen dauerhaft erhöhte PTH-Spiegel neben den oben genannten systemischen Effekten zu einer Stimulation der Osteoklasten gefolgt von kontinuierlichem Knochenabbau.

Bereits seit den 20er Jahren ist jedoch bekannt, dass die Gabe von Parathormon zu einer Knochenneubildung in der Ratte führen kann [3,58]. Tam et al. (1982) [61] konnten nachweisen, dass die pulsatile intravenöse Gabe von PTH (1-84) zu einer Zunahme der Knochenneubildung und des trabekulären Knochenvolumens führte, während die kontinuierliche Verabreichung einen Verlust an Knochenmasse bewirkte. Diese Ergebnisse wurde für die subkutane Applikation von PTH (1-34) von Dobnig und Turner 1997 [15] bestätigt: Pulsatil intravenös oder subkutan verabreicht (Erhöhung des PTH-Spiegels im Serum für maximal 2-4 Stunden pro Tag) führt PTH im Gegensatz zu dauerhaft erhöhten Spiegeln in erster Linie zu einer Anregung der Osteoblasten. Ergebnis ist eine Erhöhung des Knochenstoffwechsels mit positivem Netto-Effekt. Reeve et al. konnten 1980 erstmals am Menschen nachweisen, dass die einmal tägliche subkutane Gabe von humanem Parathormonfragment (1-34) zu einer Zunahme der trabekulären Masse als Folge der stimulierten Knochenneubildung führte [53]. Kimmel at al. (1993) konnten an der Ratte einen dosisabhängigen Anstieg des trabekulären Knochenvolumes und der Trabekeldichte für PTH (1-84) und PTH (1-34) in einer direkten Vergleichsstudie nachweisen [31]. Auch bei Affen zeigte sich der osteoanabole Effekt von PTH (1-84) [43].

Auch wenn die biologisch aktive Gruppe des Parathormon am N-terminalen Ende liegt und für beide Substanzen ein fraktursenkender Effekt nachgewiesen wurde, scheint es doch Unterschiede hinsichtlich der Wirkweise von PTH (1-84) und PTH (1-34) zu geben. Mittlerweile ist bekannt, dass auch das C-terminale Ende von PTH Effekte am Knochen über einen mittlerweile identifizierten weiteren Rezeptor auslösen kann: So kann man durch Gabe von PTH (7-84) Knochenresorption verhindern und den Calcium-Response auf Teriparatid-Infusionen reduzieren. Im Gegensatz zum antiapoptotischen Effekt von Teriparatid auf Osteozyten fördert PTH (7-84) die Apoptose von Osteozyten [14,47]. Weitere Unterschiede zeigen sich in der Veränderung des Serumcalciumspiegels am Menschen nach Gabe von PTH bzw. Teriparatid: Während nach subkutaner Applikation von Teriparatid die Serumcalciumspiegel 4 bis 6 Stunden nach der Injektion ihr Maximum erreichten und 16 bis 24 Stunden nach jeder Teriparatid-Anwendung wieder auf den Ausgangswert zurück fielen [45], ergab sich bei der subcutanen Anwendung höherer Dosen PTH (2-5 µg/kg KG) ein biphasischer Verlauf des Serumcalciumspiegels [56].

Teriparatid ist unter dem Handelsnamen Forsteo® in Deutschland zur Behandlung der Osteoporose bei postmenopausalen Frauen und bei Männern mit einem hohen Frakturrisiko zugelassen. Es wird in einer Dosierung von 20 µg rhPTH (1-34) als einmal tägliche subkutane Injektion über eine maximale Therapiedauer von 18 Monaten verabreicht.
Parathormon ist unter dem Handelsnamen Preotact® in Deutschland zur Behandlung der Osteoporose von Hochrisiko-Patienten in der Postmenopause, die ein hohes Frakturrisiko aufweisen, zugelassen. Es wird in einer Dosierung von 100 µg PTH als einmal tägliche subkutane Injektion über eine maximale Therapiedauer von 24 Monaten verabreicht.

9.3. Einfluss auf Knochenumbauparameter

Im Gegensatz zu den Antiresorptiva, die als Zeichen eines verminderten Knochenstoffwechsels eine Reduktion der Knochenstoffwechselmarker (sowohl Anbau- als auch Abbauparameter) hervorrufen, führt die Therapie mit Parathormon/Teriparatid zu einem erheblichen Anstieg der Knochenanbauparameter: Innerhalb der ersten Tage nach Therapiebeginn mit Teriparatid kommt es zu einem Anstieg der Knochenneubildungsparameter auf meist mehr als das Doppelte, der über die ersten 12 Monate der Therapie anhält. Im Weiteren kann es zu einem leichten Absinken kommen, die Spiegel bleiben aber während der gesamten Therapiedauer gegenüber dem Ausgangswert erhöht [42]. Um etwa 3-4 Wochen verzögert steigen als Zeichen des erhöhten Remodelings auch die

Knochenabbauparameter an [25,42]. Die Höhe des frühen Anstiegs der Knochenanbauparameter korreliert mit dem späteren Gewinn an trabekulärem Knochen [16,33]. Die alkalische Phosphastase als Serumparameter des Knochenanbaus stieg unter Parathormontherapie (TOP-Studie) im Vergleich zu Placebo nach einem Monat signifikant auf etwa doppelte Werte an und war auch nach 18 Monaten noch um 60 % höher. Die N-Telopeptid I-Werte im Urin als Marker der Knochenresorption waren unter Parathormontherapie im Vergleich zu Placebo nach 6 Monaten um ca. 150 % erhöht, um nachfolgend bis zu Monat 18 auf 85 % Steigerung im Vergleich zu Placebo leicht abzufallen [23].

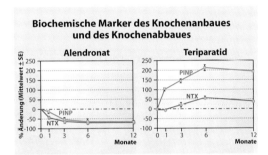

Abb. 9.1: Die Veränderung der Knochenumbaumarker unter einer Therapie mit Alendronat 10 mg/die oder Teriparatid 20 µg/die in einer direkten Vergleichsstudie zeigt die prinzipiell andere Wirkweise der beiden Osteoporosetherapeutika. *Knochenanbaumarker*: **PINP** = Aminoterminales Propeptid des Typ I Prokollagens; *Knochenabbaumarker*: **NTx** = Aminoterminales Kollagen Typ I-Telopeptid. Modifiziert nach [42].

9.4. Änderung der Knochenmineraldichte und der Knochenarchitektur

Während die Antiresorptiva über eine Hemmung der osteoklastären Resorption zu einer Zunahme der Mineralisation des vorhandenen Knochens und damit zu einem Anstieg der Knochenmineraldichte führen, ist Teriparatid/Parathormon als osteoanabole Substanz in der Lage, vollständig neuen Knochen zu bilden. Der Nachweis der osteoanabolen Wirkung von Teriparatid in der Therapie der postmenopausalen Osteoporose wurde anhand histomorphometrischer sowie mikrocomputertomographischer Strukturanalysen gepaarter Beckenkammbiopsien von Patientinnen geführt [13,29]. Hierbei ließen sich verschiedene Effekte nachweisen:

- Im trabekulären Knochen kam es als Folge der Neubildung an Knochensubstanz zu einer Zunahme der trabekulären Dichte.

- Gleichzeitig stieg die Zahl der Quervernetzungen, was die Stabilität trabekulärer Strukturen deutlich erhöht.

- Die Struktur der Spongiosa änderte sich von den osteoporosetypischen stabförmigen Elementen hin zu einer mehr plattenförmigen Struktur, was die Biomechanik des Knochens positiv beeinflusst.

- Die Kortikalisdicke nahm zu.

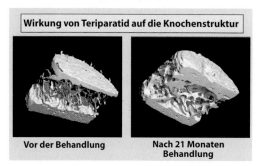

Wirkung von Teriparatid auf die Knochenstruktur

Vor der Behandlung   Nach 21 Monaten Behandlung

Abb. 9.2: Die Mikro-CT-Aufnahmen der Beckenkammbiopsien einer 65 Jahre alten Studienpatientin, die 21 Monate mit 20 µg/d Teriparatid behandelt wurde, zeigen beispielhaft die durch die Teriparatid-Therapie induzierten Veränderungen. Modifiziert nach [42,45].

Bei Bestimmungen der Knochenmineraldichte mit Hilfe der Dualen Röntgenabsorptiometrie (DXA-Messungen) an der Lendenwirbelsäule (LWS) fanden sich bereits nach 18 Monaten Therapie Anstiege um etwa 10 %. Die Quantitative Computertomographie (QCT) wies für den gleichen Zeitraum an der LWS noch deutlichere Anstiege der Knochenmineraldichte um etwa 20 % nach, da mit diesem Verfahren der Mineralsalzgehalt volumetrisch und selektiv im trabekulären Bereich gemessen wird [42,45]. Etwa 95 % aller Patientinnen zeigten unter Teriparatid-Therapie einen Anstieg der Knochenmineraldichte [45]. Der Ganzkörpermineralgehalt stieg in der Neer-Studie innerhalb von 18 Monaten um 2 % [45].

Im kortikalen Knochen konnte neben einer Zunahme der Dicke vor allem ein periostaler Anbau mit resultierender Zunahme des Außendurchmessers des Knochens nachgewiesen werden. Diese Veränderung in der Knochengeometrie führte zu einer erhöhten biomechanischen Belastbarkeit vor allem im Bereich der Röhrenknochen [64]. Da im endostalen Bereich der Kortikalis die Porosität des Knochens im Sinne einer "Trabekularisierung" häufig zu- und damit die Knochenmineraldichte in diesem Bereich abnimmt, lassen sich im Bereich der Röhrenknochen, insbesondere des Femurs, in der DXA-Messung nur geringe positive Veränderungen messen. In der Neer-Studie betrug der Anstieg am Femurhals nach einer medianen Therapiedauer von 19 Monaten ca. 3 % [45]. Am Radius sind Abnahmen der mit DXA gemessenen Knochenmineraldichte keine Seltenheit, da durch die periostale Apposition die Messfläche vergrößert und damit relativ der Mineralgehalt pro Fläche verringert wird. Im Gegensatz zur QCT-Messung handelt es sich bei der DXA-Messung um ein flächendensitometrisches Verfahren: Wird die Gesamtfläche des gemessenen Knochens bei gleicher Menge an Knochenmineral größer, sinkt in der Messung der Dichte-Wert. Bei gleicher Masse führt eine Vergrößerung des Außenradius aufgrund der Zunahme des Flächenträgheitsmomentes jedoch zu einer steigenden biomechanischen Stabilität. Die unter der Therapie mit einer osteoanabol wirkenden Substanz wie Teriparatid beobachteten Abnahmen der Knochenmineraldichte spiegeln daher nicht einen Verlust an Knochensubstanz wider, sondern sind auf das physikalische Prinzip des Messsystems zurückzuführen. In der QCT-Messung steigt die Knochenmineraldichte an allen Messorten an [45,64].

> Bei der Knochenmineraldichtemessung während und nach einer Teriparatid/PTH-Therapie ist daher zu beachten, dass die QCT-Messung insbesondere zu Beginn der Therapie an Messorten mit hohem kortikalem Anteil besser in der Lage ist, die tatsächlichen Änderungen der Knochenmasse und Mineralsalzdichte darzustellen. Bei der DXA-Messung ist zu beachten, dass der tatsächliche Gewinn an Knochenmasse und Knochenmineraldichte aufgrund des hohen Anteils an trabekulärem Knochen am ehesten an der Wirbelsäule zu erkennen sind.

Messungen an Röhrenknochen, also vor allem Femur und Radius, zeigen meist nur geringe Änderungen, nicht selten sogar einen Abfall der Messwerte. Dies darf jedoch nicht vorschnell zum falschen Schluss einer vermeintlich fehlenden oder sogar unerwünschten Reaktion auf die Teriparatid/PTH-Therapie führen.

Der Einfluss einer Teriparatid-Therapie auf die Knochenmineraldichte bei jüngeren prämenopausalen Frauen ist nicht geklärt: Finkelstein et al. [21] beobachteten bei gleichzeitiger Therapie mit Nafarelin nur geringe Anstiege von 2,1 % an der LWS über 12 Monate, Niedhart et al. [50] berichteten über Anstiege von 6,8 % an der LWS und 2,7 % am Femur über 12 Monate bei idiopathischer oder Cortison-induzierter Osteoporose nach vorheriger Dauertherapie mit Bisphosphonaten.

Nach 18 Monaten war die Knochendichte unter Parathormon-Therapie (TOP-Studie [23]) im Vergleich zu Placebo an der LWS um 6,9 % und an der Hüfte (*total hip*) um 2,1 % signifikant angestiegen. Am distalen Radius zeigte sich ein Knochendichteverlust von 3,4 % unter Parathormon-Therapie im Vergleich zu Placebo, der jedoch bereits in der Teriparatid-Zulassungsstudie (Neer) aufgefallen war und in erster Linie auf Veränderungen der Geometrie mit Zunahme des Durchmessers und resultierender größerer Messfläche zurückzuführen ist. Die an einer Subgruppe durchgeführten QCT-Messungen zeigten deutlich größere Anstiege unter Parathormon-Therapie mit einer Zunahme der volumetrischen trabekulären Dichte an der LWS (LWK 3) um 20,7 % und an der Hüfte (*total hip*) um 5,3 % nach 18 Monaten. Die kortikale Dichte und der kortikale Knochenmineralgehalt im Bereich der Hüfte blieben unter Parathormon-Therapie unverändert (gegenüber der Placebogruppe bestand ein signifikanter Unterschied aufgrund des leichten Verlustes in dieser Gruppe). Die deutlich größeren Zuwächse im trabekulären Bereich sind auf die wesentlich höhere Aktivität des Knochenstoffwechsels zurückzuführen.

9.5. Frakturreduktion

Den Nachweis der Frakturreduktion durch eine Therapie mit Teriparatid bei postmenopausaler Osteoporose erbrachten Neer et al. [45]: Überprüft wurde in dieser Studie der Effekt der täglichen subkutanen Gabe von 20 µg oder 40 µg Teriparatid gegen Placebo an 1.637 postmenopausalen Frauen. Alle Teilnehmerinnen mit einem Durchschnittsalter von 69 Jahren erhielten eine Basismedikation mit 400-1.200 Einheiten Vitamin D und 1.000 mg Calcium täglich. Für beide Dosierungen zeigte sich konsistent eine signifikante Reduktion sowohl der vertebralen als auch der nichtvertebralen atraumatischen Frakturen. Die Rate neuer röntgenologisch nachweisbarer Wirbelfrakturen wurde nach einer Therapiedauer von median 19 Monaten von 14 % in der Placebo-Gruppe auf 5 % unter 20 µg Teriparatid-Therapie gesenkt (65 % relative Frakturreduktion). Die relative Risikoreduktion für moderate bis schwere Wirbelkörperfrakturen betrug 90 %. Die Rate extravertebraler Frakturen lag unter Placebo bei 8 % und bei 3 % unter 20 µg Teriparatid-Therapie (53 % relative Risikoreduktion). Zwischen beiden Dosierungen zeigte sich kein Unterschied in der Frakturreduktion. Die Nebenwirkungsrate war in der höheren Dosierung jedoch deutlich höher, so dass als zugelassene Dosis nur die 20 µg Dosierung als einmal tägliche subkutane Injektion klinisch zur Verfügung steht.

Die frakturreduzierende Wirkung von Teriparatid war in diesem Studienkollektiv unabhängig von Alter und initialer Knochenmineraldichte [40]. In einer prädefinierten Subgruppenanalyse wurde die Effektivität der vertebralen Frakurreduktion für die zugelassene Dosierung von 20 µg/d Teriparatid bei Frauen über und unter 75 Jahre noch einmal gezielt gegen Placebo überprüft. Dabei zeigte sich für beide Altersgruppen – wie in der Gesamtkohorte – eine statistisch signifikante Senkung des relativen Risikos um 65 % [8].

Es ist bekannt, dass mit der Zahl [12,38] und der Schwere [12] vorbestehender Frakturen das Risiko für weitere Frakturen deutlich ansteigt. Vorbestehende Wirbelkörperfrakturen sind ein höherer Risikofaktor als eine erniedrigte Knochenmineraldichte. Diese Korrelation zwischen Zahl und Schwere vorbestehender Frakturen und dem Risiko weiterer Frakturen scheint unter einer Therapie mit Antiresorptiva nicht aufgehoben zu werden [12]. Gallagher et al. [22] konnten in einer *post-hoc*-Analyse der Neer-Studie nachweisen, dass unter einer Teriparatid-Therapie das Frakturrisiko unabhängig von der Zahl und Schwere vorbestehender Frakturen gesenkt wurde. Das bedeutete auch, dass die absolute und relative Risikoreduktion mit der Anzahl bzw. Schwere der Vorfrakturen im Vergleich zu Placebo zunahm. Dabei wurde beim Vorliegen von schweren Osteoporosen mit mehreren oder schweren vorbestehenden Frakturen eine relative Risikoreduktion von bis zu 95 % unter der Teriparatid-Therapie beobachtet. Diese Befunde sprechen dafür, dass durch eine Therapie mit Teriparatid die Progredienz des Krankheitsverlaufes wirkungsvoll durchbrochen wird, die im Vergleich zu antiresorptiven Therapien eine Überlegenheit vermuten lässt. Direkte Vergleichsstudien mit Frakturendpunkt liegen jedoch bislang nicht vor.

Es gibt zwei direkte Vergleichsstudien zur Wirkung einer Teriparatid-Behandlung und einer Therapie mit Alendronat 10 mg täglich oral, wobei in der einen Studie die zugelassene Dosierung von 20 µg/d Teriparatid [42] in der anderen Teriparatid in der doppelten Dosierung von 40 µg täglich s.c. [7] zur Anwendung kam. In beiden Studien kam es zu erwarteten höheren Anstiegen der Knochenmineraldichte an der LWS unter der Teriparatid-Therapie. In der Untersuchung von Body 2002 [7] wurde zusätzlich das Auftreten extravertebraler Frakturen mit erfasst. Dabei zeigte sich in dieser mit 146 Patientinnen relativ kleinen Studie eine signifikant geringere Rate an extravertebralen Frakturen (4,1 % vs. 13,7 %). Diese Daten sind jedoch aufgrund der geringen Patientenzahl und der höheren Teriparatid-Dosierung mit Vorsicht zu bewerten. Vertebrale Frakturen wurden in dieser Studie nicht systematisch erfasst.

Bei Gabe von Parathormon [23] zeigte sich nach 18 Monaten eine signifikante Reduktion neuer oder zunehmender Wirbelkörperfrakturen unter PTH im Vergleich zu Placebo mit einem relativen Risiko von 0,42 (18 Frakturen [1,4%] vs. 42 Frakturen [3,4%], absolute Risikoreduktion -2%, NNT 51). Nicht vertebrale Frakturen traten unter Parathormon-Therapie mit 5,6 % genauso häufig wie in der Placebogruppe auf (5,8 %), die Veränderungen der Körpergröße waren unter Parathormontherapie und Placebo gleich. Im Vergleich zu anderen Studien zur Beurteilung antiresorptiver oder osteoanaboler Substanzen war das Studienkollektiv der TOP-Studie relativ "knochengesund", lediglich 19 % hatten zu Studienbeginn eine vorbestehende vertebrale Fraktur. Dies erklärt, warum zwar der primäre Endpunkt der Reduktion vertebraler Frakturen erreicht wurde, die Rate nichtvertebraler Frakturen jedoch keine signifikanten Unterschiede zwischen Parathormon und Placebo zeigte. Über die Wirksamkeit von Parathormon bei "schwerer Osteoporose", also mit multiplen oder schweren vorbestehenden Frakturen, lassen sich aufgrund des fehlenden Kollektivs keine Aussagen treffen.

9.6. Nachbehandlung nach Teriparatid/Parathormon-Therapie

Parallel zu der von Neer publizierten Frakturstudie [45] durchgeführte toxikologische Untersuchungen an Ratten warfen die Frage auf, ob eine Teriparatid/PTH-Therapie unter Umständen Osteosarkome induzieren kann (☞ Kap. 9.10.). Aus diesem Grund wurde die Neer-Studie nach einer Therapiedauer von im Median 19 Monaten abgebrochen. An diese Studiendauer schloss sich eine offene Nachbeobachtungsphase ohne aktive Studienmedikation von 30 Monaten an. Insgesamt erklärten sich 1.262 Patientinnen zur Teilnahme an der Nachbeobachtungsstudie bereit; dies waren 77 % der 1.637 Frauen, die ursprünglich in die Teriparatid-Frakturstudie eingeschlossen wurden, und über 90 % der Frauen, die zum Zeitpunkt des vorzeitigen Studienabbruchs noch daran teilnahmen. Da nahezu gleich viele Frauen aus den 3 Studienarmen der Frakturstudie in die Nachbeobachtung eingeschlossen wurden und sich die klinischen und demographischen Basisdaten nicht unterschieden, war die statistische Vergleichbarkeit zwischen den Gruppen auch für die Nachbeobachtungsstudie gewahrt.

Die Auswertung der Röntgenbilder der Lenden- und Brustwirbelsäule ergab, dass auch 18 Monate nach Absetzen der Studienmedikation eine signifikante Reduktion neuer vertebraler Frakturen nachweisbar war. Während der offenen Nachbeobachtungsstudie war aus ethischen Gründen eine Behandlung mit Antiresorptiva freigestellt. Insgesamt machten zu irgendeinem Zeitpunkt die behandelnden Ärzte von dieser Möglichkeit signifikant häufiger bei Patientinnen der ehemaligen Placebo-Gruppe (52 %) als bei Patientinnen der ehemaligen Teriparatid-Gruppen (20 µg/d 44 % bzw. 40 µg/d 46 %, p<0.05) Gebrauch, so dass ein "confounding" des Therapieeffektes von Teriparatid in der Nachbeobachtungsphase durch die antiresorptive Anschlussmedikation zugunsten von Teriparatid ausgeschlossen werden kann. Zudem belegte eine Regressionsanalyse, dass als erklärender Faktor für die beobachtete Frakturreduktion nicht der Einsatz der Antiresorptiva, sondern nur die zuvor durchgeführte Therapie mit Teriparatid herangezogen werden konnte. Für Teriparatid ist die Persistenz der Frakturreduktion durch die Nachbeobachtungsstudie für Wirbelkörperfrakturen [39] für eine Gesamtbeobachtungszeit von 3 Jahren und für extravertebrale Frakturen für einen Gesamtbeobachtungszeitraum von 50 Monaten belegt (☞ Abb. 9.3) [52].

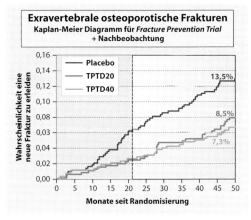

Abb. 9.3: Extravertebrale Frakturrate unter einer Therapie mit Placebo oder Teriparatid und nach Absetzen der Studienmedikation (entspricht Strichlinie nach ca. 21 Monaten). Modifiziert nach [52].

Es bleibt dabei zu klären, ob durch eine antiresorptive Folgetherapie das Ausmaß der Frakturreduktion noch erhöht werden kann. Bezüglich der Veränderung der Knochenmineraldichte zeigte die Auswertung der Nachbeobachtungsstudie, dass ohne nachfolgende antiresorptive Therapie die Knochenmineraldichte wieder absinken kann, während unter antiresorptiver Therapie die Knochenmineraldichte im Mittel weiter anstieg [39]. Ob die frakturreduzierende Wirkung von Teriparatid/PTH länger anhält, wenn die osteoanabole Therapiephase von einer Phase mit antiresorptiver Therapie gefolgt ist, um den erreichten Zuwachs an neuem Knochen weiter zu mineralisieren und zu erhalten, bleibt ebenfalls zu klären.

Die Ergebnisse von Black (2005) [5] zeigen, dass eine Folgetherapie mit Alendronsäure über ein Jahr nach Therapie mit Parathormon die Kno-

chendichte um weitere 4,9 % steigert. Der gleiche Effekt zeigte sich auch im Tierversuch mit Gabe von Zoledronsäure nach PTH-Therapie an der Ratte [54].

Studien zum Einsatz von Raloxifen im Anschluss an eine Teriparatid-Therapie wurden durchgeführt. Hier zeigt sich eine Konsolidierung des Knochendichtezuwachses [66], eine Teriparatid-Therapie zeigte sich wirksam nach einer antiresorptiven Therapie mit Raloxifen [67]. Dabei bleibt aber derzeit die Frage offen, ob im Anschluss an eine Teriparatid-Therapie eher eine klar antiresorptive Therapie wie etwa mit Alendronat mit fast vollständiger Unterdrückung des Knochenstoffwechsels sinnvoll ist oder die Patientinnen eher von einer weniger stark den Knochenstoffwechsel supprimierenden Therapie wie etwa mit Raloxifen profitieren. Erste Ergebnisse der EUROFORS-Studie [67] zeigen, dass nach Absetzen von Teriparatid die erreichte Knochendichte mit einer Folgetherapie mit Raloxifen erhalten werden kann. Hier sind weitere Studien mit Frakturendpunkt notwendig.

9.7. Schmerzreduktion

Auch wenn primäres Ziel der Teriparatid/PTH-Therapie die Vermeidung weiterer Frakturen ist, soll der schmerzreduzierende Effekt von Teriparatid nicht unerwähnt bleiben: In allen Studien, in denen Rückenschmerzen entweder als Endpunkt oder als unerwünschtes Ereignis erfasst wurden, zeigte sich eine signifikante Reduktion der Schmerzereignisse und der Schmerzstärke unter Teriparatid (Metaanalyse in [46]). Besonders im Vergleich mit Bisphosphonaten, deren gute schmerzreduzierende Wirkung aus der Praxis bekannt ist, beklagten signifikant weniger Patientinnen Rückenschmerzen [7]. Nach eigener Erfahrung berichten etwa 15-20 % der Patientinnen über eine erhebliche Schmerzreduktion unter der Therapie mit Teriparatid.

9.8. Wer soll mit Teriparatid/Parathormon therapiert werden?

Aufgrund der vorliegenden Daten kommen für eine sinnvolle, effiziente Therapie mit Teriparatid zwei Gruppen in Frage:

- Patientinnen mit sehr schweren Verlaufsformen und
- Patientinnen, die auf eine antiresorptive Therapie nicht adäquat angesprochen haben [24].

■ Patientinnen mit sehr schweren Verlaufsformen

Die Neer-Studie [45] und die nachfolgende Auswertung von Gallagher[22] haben gezeigt, dass unter einer Teriparatid-Therapie erstmals die Korrelation zwischen Anzahl und Schwere der vorbestehenden Frakturen und der Rate an nachfolgenden Frakturen aufgehoben werden konnte, was für eine Therapie mit Antiresorptiva nicht gilt [17,41]. Dies bedeutet, dass Patientinnen mit sehr schweren Verlaufsformen (mehrere vorbestehende Frakturen, deutlich erniedrigte Knochenmineraldichte) von einer Teriparatid-Therapie erheblich mehr profitieren könnten als von einer antiresorptiven Therapie. Bei erstdiagnostizierten sehr schweren Verlaufsformen mit bereits eingetretenem deutlichem Strukturverlust, bei denen der Aufbau neuer Knochensubstanz im Vordergrund steht und man nicht mehr mit einem langfristig ausreichenden Ansprechen auf eine antiresorptive Therapie rechnen kann, sollte bereits primär eine Therapie mit Teriparatid/PTH erwogen werden. Für diese Gruppe ist ein positives Kosten-Nutzen-Verhältnis nachgewiesen [46]. Da auch eine extrem niedrige Knochenmineraldichte (T<-3,5) als sehr hoher Risikofaktor für weitere Frakturen gilt, sollte diese ebenfalls bei der Therapieentscheidung mit berücksichtigt, jedoch nicht als ausschlaggebender, alleiniger Parameter verwendet werden.

■ Patientinnen ohne adäquates Ansprechen auf eine antiresorptive Therapie

Keine der bisher zur Verfügung stehenden Therapieformen führt zu einer 100 %igen Frakturreduktion. Daher sind Patientinnen, die unter einer Osteoporose-Therapie eine weitere Fraktur erleiden, nicht automatisch als "Therapieversager" einzuordnen. Dies gilt insbesondere für die ersten sechs Monate der Therapie. Treten jedoch unter antiresorptiver Therapie mehrere Folgefrakturen auf, muss eine Umstellung auf eine andere Therapieoption, in diesem Fall die Therapie mit Teriparatid/PTH erwogen werden. Sinkt unter einer antiresorptiven Therapie die Knochenmineraldichte weiter ab, so sind die Gründe hierfür zu hinterfragen und gegebenenfalls von einem ungenügenden Ansprechen auszugehen und die Therapie zu überdenken.

Prinzipiell gilt, dass der Entscheid für eine bestimmte Therapieform nicht über allgemein gültige Therapie-Algorithmen erarbeitet werden kann, sondern der einzelne Patient mit seinem Krankheitsverlauf und den persönlichen Risikofaktoren beurteilt werden muss.

Aufgrund des hohen Preises sollte PTH/Teriparatid als Reservemittel betrachtet werden und erst eingesetzt werden, wenn unter einer antiresorptiven Therapie weitere Frakturen oder ein weiterer deutlicher Knochendichteverlust auftreten und somit von einem nicht adäquaten Ansprechen auf die Therapie auszugehen ist.

Aufgrund eines Therapiehinweises des Gemeinsamen Bundesausschusses (GBA) [65] darf Teriparatid als Reservemittel nur bei manifester Osteoporose mit mindestens zwei neuen Frakturen innerhalb von 18 Monaten bei vorbestehender antiresorptiver Therapie über wenigstens ein Jahr oder Unverträglichkeit von Bisphosphonaten/Raloxifen zu Lasten der GKV verordnet werden. Dies muss entsprechend dokumentiert werden. Hierzu eignen sich neben Röntgenverlaufskontrollen vor allem die Szintigraphie und Magnetresonanztomographie, da hier über die Mehrspeicherung/Ödembildung auch ein Nachsintern bestehender Frakturen nachgewiesen werden kann. Frakturen mit entsprechender Mehrspeicherung können als frische oder weiterhin aktive Frakturen angesehen werden, Nachsinterungen sind im Sinne frischer Frakturen zu werten.

Bei der Erstdiagnose sehr schwerer Osteoporosen mit multiplen Frakturen kann als Alternative zur Therapie mit Antiresorptiva Parathormon eingesetzt werden, wenn nicht mehr mit einem langfristig ausreichenden Ansprechen auf eine antiresorptive Therapie gerechnet werden kann, da hier der Aufbau neuer Knochensubstanz im Vordergrund steht. Für PTH (1-84) gilt der Therapiehinweis des GBA bisher nicht.

9.9. Kombinationstherapien/Sequenztherapie

Unter der Vorstellung, man könne durch eine Kombination aus der osteoanabolen Therapie und einer antiresorptiven Therapie einen synergistischen Effekt beider Therapieformen erreichen, wurde die so genannte PaTH-Studie [6] durchgeführt. Hierbei wurde der Einfluss einer alleinigen Therapie mit Parathormon (1-84) oder Alendronat mit dem Effekt der Kombinationstherapie beider Präparate über 12 Monate verglichen. Endpunkte waren die Entwicklung der Knochenmineraldichte (DXA und QCT-Messung) sowie der Knochenumbaumarker. Hierbei zeigte sich, dass die Kombinationstherapie aus Parathormon und Alendronat zu signifikant geringeren Anstiegen der Knochenmineraldichte (vor allem in der QCT-Messung) führte als die alleinige Parathormon-Therapie. Auch der Anstieg der Knochenstoffwechsel-Parameter war unter Kombinationstherapie deutlich geringer ausgeprägt als unter Parathormon-Therapie allein. Gleiche Ergebnisse zeigte eine Kombinationstherapie aus Teriparatid und Alendronat bei Männern verglichen mit den Einzeltherapien [20]. Der erhoffte synergistische Effekt ließ sich nicht nachweisen. Als Ursache der deutlich geringeren Wirkung der Kombinationstherapie auf die untersuchten Surrogatparameter wurde diskutiert, dass für die volle osteoanabole Wirkung von Parathormon/Teriparatid am Knochen ein ungestörtes Remodeling Voraussetzung ist. Bisphosphonate greifen über eine Hemmung der osteoklastären Resorption in den Remodeling-Prozess ein und könnten somit die Ansprechrate auf Parathormon/Teriparatid verringern.

Diese vermutete Behinderung der osteoanabolen Wirkung von Teriparatid/PTH durch eine parallele antiresorptive Therapie scheint in erster Linie die rein antiresorptiv wirkenden Bisphosphonate zu betreffen, nicht jedoch Raloxifen: Deal et al. [11] konnten in einer randomisierten Doppelblindstudie zeigen, dass unter einer Kombinationstherapie mit Teriparatid und Raloxifen über 6 Monate im Vergleich zur Monotherapie mit Teriparatid die osteoanabole Wirkung von Teriparatid offenbar nicht behindert wird. Die Bestimmung der Knochenanbauparameter (PINP) ergab einen unverminderten Anstieg, während die Resorptionsmarker (CTX) unter Kombinationstherapie

deutlich geringer anstiegen als unter alleiniger Teriparatid-Therapie. Die Knochenmineraldichte an der LWS und am Oberschenkelhals stieg unter Kombinationstherapie tendenziell, jedoch nicht signifikant höher an, während der beobachtete Anstieg die Knochenmineraldichte an der Hüfte (*total hip*) unter Kombinationstherapie signifikant höher war. Die Ergebnisse dieser Studie sind aufgrund der kurzen Beobachtungsdauer mit Vorsicht zu bewerten, zeigen jedoch, dass der Ansatz einer Kombination aus osteoanaboler und antiresorptiver Therapie unter Umständen doch einen synergistischen Effekt haben könnte. Frakturdaten liegen leider nicht vor.

Die Kombination von Teriparatid mit einer Estrogentherapie scheint den Effekt der Teriparatid-Therapie ebenfalls nicht negativ zu beeinflussen. Diese Schlussfolgerung legen die Ergebnisse mehrerer kleinerer Studien nahe, in denen die Wirkung einer zusätzlichen Gabe von humanem Parathormonfragment (1-34) zu einer vorbestehenden und weitergeführten Hormonsubstitution auf die Knochenmineraldichte untersucht wurde [9,34,37]. Es gab in diesen Studien jedoch keinen reinen Teriparatid-Arm, so dass die beobachteten Anstiege der Knochenmineraldichte unter der Kombinationstherapie nur indirekt mit den erzielten Wirkungen einer Monotherapie in anderen Studien verglichen werden können.

Ein sequenzielles intermittierendes Therapieschema mit Teriparatid und Calcitonin wurde von Hodsman 1997 in einer kleinen Studie an 30 postmenopausalen Frauen mit manifester Osteoporose bezüglich der Wirkung auf die Knochenmineraldichte getestet. Für dieses Therapieschema ergab sich gegenüber der reinen Teriparatid-Therapie (in beiden Armen wurde dieses zyklisch alle 3 Monate nur über 28 Tage verabreicht) kein Vorteil [26].

Einen anderen Ansatz zur möglichen Optimierung einer Teriparatid-Therapie veröffentlichten Cosman et al. [10]. Da der Anstieg der Knochenanbauparameter in den ersten sechs Monaten der Teriparatid-Therapie besonders hoch ist und nach 12 Monaten häufig wieder etwas abfällt, überprüften die Autoren den Effekt einer intermittierenden Behandlung (3 Monate 25 g/Tag synthetisches hPTH [1-34], gefolgt von 3 Monaten Therapiepause) mit der täglichen subcutanen Gabe des Parathormonfragments über 15 Monate in paralleler Kombination mit einer Dauertherapie mit Alendronat (70 mg/Woche). Alle in die Studie eingeschlossenen 126 Frauen waren zuvor mindestens ein Jahr lang mit Alendronat behandelt worden. Die Weiterführung der reinen Alendronat-Therapie diente als zusätzliche Kontrolle. Cosman et al. konnten zeigen, dass unter der zyklischen Kombinationstherapie der Knochenmineraldichteanstieg über 12 Monate genauso hoch war wir unter einer Dauerkombinationstherapie mit Teriparatid, jedoch insgesamt nur die Hälfte der Gesamtdosis an Teriparatid eingesetzt wurde. Da alle Patientinnen dauerhaft zusätzlich Alendronat einnahmen und die Knochenmineraldichteanstiege geringer als unter alleiniger Teriparatid-Therapie waren, sind die Ergebnisse dieser Studie mit Vorsicht zu bewerten. Hier besteht weiterer Studienbedarf, ob die intermittierende Therapie mit Teriparatid tatsächlich Vorteile gegenüber der Dauertherapie haben könnte. Insbesondere wäre zu überprüfen, ob unter einem intermittierenden Therapieschema eine gleich gute Reduktion des Frakturrisikos erreicht wird, wie sie unter der einmal täglichen Verabreichung erreicht werden kann.

9.10. Nebenwirkungen/Kontraindikationen

Parathormon und Teriparatid können gemäß ihrer biologischen Wirkung den Serum-Calcium-Spiegel erhöhen. Eine *Hyper*calcämie fand sich jedoch im therapeutischen Einsatz von Teriparatid außerordentlich selten. Bei einmal täglicher subkutaner Injektion von 20 oder 40 µg/d lagen in der Neer-Studie bei den meisten Patientinnen die Serum-Calcium-Spiegel im Normbereich. Bei 11 % der mit Teriparatid 20 µg/d behandelten Frauen fand sich bei der Messung des Serum-Calciums (Blutentnahme jeweils im Zeitraum 4-6 Stunden nach vorausgegangener Teriparatid-Injektion) einmalig ein Wert, der oberhalb des Referenzwertes (2,64 mmol/l [10,6 mg/dl]) lag (Placebo-Gruppe 2 %). Bei wiederholter Messung, wiederum in dem Zeitraum, in dem mit dem individuell höchsten Anstieg zu rechnen ist, zeigte sich ein erhöhter Serum-Calciumspiegel nur noch bei 3 % (Placebo-Gruppe 2 %). Da der individuell höchste Anstieg des Serumcalciums im Zeitraum von vier bis sechs Stunden nach der Applikation zu erwarten ist, sollte bei jeder Kontrollmessung der Zeit-

punkt der letzten Teriparatid-Gabe bei der Interpretation der Befunde berücksichtigt werden. Auch wenn nach der Fachinformation zu Forsteo® und den Empfehlungen der FDA keine Kontrollen des Serum-Calciumspiegels während der Teriparatid-Therapie notwendig sind, hat sich in der Praxis eine einmalige Kontrolle vier bis sechs Wochen nach Therapiebeginn bewährt, da sich aus eigener Erfahrung bei erhöhten Serum-Calciumspiegeln häufiger Nebenwirkungen zeigen. In der klinischen Praxis hat sich zudem gezeigt, dass die Calcium-Supplementierung für einige Patientinnen unter Teriparatid unter Umständen eine zu hohe Calcium-Zufuhr bedeutet und die Reduktion der Calcium-Basismedikation zu einer Normalisierung des Serum-Calcium führt [36].

Unter Gabe von Parathormon zeigten sich bei 28 % der Studienteilnehmerinnen Hypercalcämien (Placebo 5 %), bei 46 % bestand eine Hypercalcurie (Placebo 22 %). Aus diesem Grund sind bei Gabe von Parathormon Serumcalcium-Kontrollen regelmäßig durchzuführen [23].

Übelkeit (18 % vs. 8 %) und Kopfschmerzen (13 % vs. 8 %) zeigten sich in der Neer-Studie [45] unter 40 µg Teriparatid signifikant häufiger als unter Placebo, nicht jedoch unter der im klinischen Gebrauch befindlichen 20 µg-Dosis. Dennoch berichten immer wieder Patientinnen über kurz nach der subkutanen Injektion auftretenden Schwindel oder Übelkeit. Die abendliche Gabe von Teriparatid ist bei auftretendem Schwindel sinnvoll, um Stürze zu vermeiden. Etwa 3 % der Patientinnen zeigten unter Teriparatid-Therapie einen Anstieg der Serum-Harnsäure-Spiegel ohne klinische Symptomatik. Bei 2,8 % der Studienteilnehmerinnen ließen sich nach 12 Monaten Antikörper gegen Teriparatid nachweisen, ohne dass bei diesen Patientinnen vermehrt Überempfindlichkeitsreaktionen aufgetreten wären. Auch die Wirkung auf die Knochenmineraldichte und die Knochenstoffwechselparameter wurde durch das Auftreten von Antikörpern nicht beeinflusst. Insgesamt ist Teriparatid aus der klinischen Erfahrung gut verträglich.

Signifikant häufigere unerwünschte Wirkungen unter Parathormon [23] waren Schwindel (23 % vs. 9 %), Kopfschmerzen (29 % vs. 23 %) und Erbrechen (8 % vs. 4 %). Die Rate der Studienabbrecherinnen aufgrund unerwünschter Wirkungen war in der Parathormongruppe mit 13 % signifikant höher als in der Placebogruppe (8%).

Die Neer-Studie [45] war vorzeitig abgebrochen worden, nachdem in parallel durchgeführten Versuchen an Ratten zur Beurteilung der Toxizität bei einer Dosis von bis zu 75 µg Teriparatid/kg Körpergewicht (KG) bei beinahe lebenslanger Gabe eine erhöhte Inzidenz von Osteosarkomen auftrat [63]. In weiteren Versuchen zeigte sich, dass bei wiederum fast lebenslanger Gabe von sehr hohen Dosen (mindestens 30 µg/kg KG) bei Ratten Osteosarkome induziert werden, während die fast lebenslange Gabe von 5 µg Teriparatid/kg KG und auch die Gabe sehr hoher Dosen über einen begrenzten Zeitraum nicht zu einem vermehrten Auftreten von Osteosarkomen führten. Prinzipiell sind diese Ergebnisse nur sehr begrenzt auf den Menschen übertragbar, da bei diesen hohen Dosen eine so gut wie vollständige Durchbauung des trabekulären Rattenknochens eintritt [62]. Ein solch massiver Effekt wird im klinischen Einsatz weder angestrebt, noch ist ein solcher zu erwarten, allein aufgrund grundsätzlicher Unterschiede in der Knochenphysiologie. So findet bei der Ratte ein lebenslanges longitudinales Knochenwachstum statt, ferner wird in diesem Tiermodell alter kortikaler Knochen nicht durch neue Knochensubstanz ersetzt. In der Neer-Studie [45] und allen anderen klinischen Studien mit Teriparatid fand sich keine erhöhte Inzidenz von Osteosarkomen, die Inzidenz aller Krebserkrankungen lag in der Neer-Studie unter Teriparatid-Therapie signifikant niedriger als in der Placebo-Gruppe. Insgesamt ist im klinischen Einsatz nicht von einem erhöhten Osteosarkom-Risiko unter der Therapie mit Teriparatid auszugehen.

Teriparatid/PTH ist jedoch aus nachvollziehbaren Gründen bei allen vorbestehenden Erkrankungen, die per se ein erhöhtes Risiko ossärer Tumore mit sich bringen, kontraindiziert. In erster Linie sind hier der Morbus Paget oder jede Erhöhung der Knochenstoffwechselparameter – insbesondere der alkalischen Phosphatase – unklarer Genese zu nennen. Als weitere Kontraindikation ist auch eine vorausgegangene Strahlentherapie, bei der das Skelett im Strahlenfeld lag, in der Fachinformation aufgeführt. Da das Osteosarkom per se eine im Kindesalter häufiger vorkommende Erkrankung ist und darüber hinaus keine Erfahrungen über die Wirkung von Teriparatid/PTH bei offenen

Wachstumsfugen vorliegen, verbietet sich der Einsatz von Teriparatid/PTH bei Kindern und Jugendlichen. Über grundsätzlich diskussionswürdige Ausnahmefälle wie etwa schwere Verlaufsformen der Osteogenesis imperfecta liegen derzeit keine Daten vor.

9.11. Einfluss der Vortherapie

Wie bereits erwähnt, ist der Effekt der Teriparatid/PTH-Therapie auf die Knochenmineraldichte bei gleichzeitiger Therapie mit Bisphosphonaten geringer als bei alleiniger Therapie. Da Bisphosphonate auch nach Therapieende aufgrund der langen Halbwertszeit noch jahrelang im Knochen gespeichert sind, ergibt sich die Frage, inwieweit eine Vortherapie mit Antiresorptiva den Effekt einer Teriparatid-Therapie beeinflusst. Ettinger et al. [19] fanden in einer offenen Longitudinalstudie an 59 postmenopausalen Frauen, dass der Anstieg der Knochenmineraldichte unter der Teriparatid-Therapie nach einer mindestens 18-monatigen Vortherapie (im Mittel 29 Monate Vortherapie) mit Alendronat nur etwa halb so hoch war wie nach einer Vortherapie mit Raloxifen (4,1 % vs. 10,2 % DXA LWS nach 18 Monaten; p<0.05). Da das Ausmaß der in dieser Studie beobachteten Knochenmineraldichteänderung nach Vortherapie mit Raloxifen dem der überwiegend nicht vorbehandelten Patientinnen in der Neer-Studie entsprach, bedeutete das, dass eine Vortherapie mit Raloxifen offenbar keinen Einfluss auf den Effekt der Teriparatid-Therapie hatte, was auch logisch erscheint, da Raloxifen über den Estrogen-Rezeptor im Knochengewebe wirkt und nicht langfristig im Organismus gespeichert wird. Erwartungsgemäß waren auch die Werte der Knochenumbaumarker bei den mit Alendronat vorbehandelten Patientinnen zu Beginn der Teriparatid-Therapie stärker supprimiert als dies bei der Raloxifen-Vorbehandlung der Fall war. Bereits einen Monat nach Beginn der Therapie mit Teriparatid 20 µg/Tag kam es jedoch sowohl bei den mit Raloxifen als auch mit Alendronat vorbehandelten Patientinnen zu einem signifikanten Anstieg der Knochenanbaumarker im Serum. Der Anstieg der Marker der Knochenneubildung war im ersten Monat der Teriparatid-Therapie nach Vortherapie mit Raloxifen gegenüber Alendronat signifikant stärker ausgeprägt. Die Marker der Knochenresorption stiegen in beiden Gruppen in etwa vergleichbar an.

Der deutliche Anstieg der Knochenformations-marker legt nahe, dass der Knochen prinzipiell durch eine Teriparatid-Behandlung auch nach Langzeitvortherapie mit Bisphosphonaten stimulierbar zu sein scheint.

Berücksichtigt man die Wirkweise der beiden in der Vortherapie eingesetzten Antiresorptiva, so lassen sich auch die beobachteten Unterschiede in den Änderungen der mit DXA gemessenen Knochenmineraldichte über Unterschiede im mittleren Mineralisationsgrad des vorhandenen Knochengewebes erklären. Im Rahmen der unter Teriparatid/PTH aktivierten Umbauprozesse wird verstärkt "altes", nach stark supprimierender Vortherapie ausgeprägter mineralisiertes Knochengewebe durch neue, zunächst geringer mineralisierte Knochensubstanz ersetzt. Einschränkend muss jedoch gesagt werden, dass keine Frakturdaten für Patienten nach antiresorptiver Vortherapie vorliegen und die Ergebnisse daher mit Einschränkung betrachtet werden müssen.

9.12. Osteoporose des Mannes

Zur Behandlung der Osteoporose des Mannes zugelassene Therapien in Deutschland sind derzeit die Gabe von Alendronsäure 10 mg täglich, Risedronsäure 35 mg wöchentlich und neuerdings auch Teriparatid. Bei schwerer Osteoporose mit deutlichem *low-turnover*-Knochenstoffwechsel kann eine antiresorptive Therapie jedoch nur begrenzt ihre Wirkung entfalten. Diese Patienten sind genauso wie vergleichbare Frauen Kandidaten für eine osteoanabole Therapie. Mehrere Studien belegen, dass auch bei Männern die Knochenmineraldichte unter einer Teriparatid-Therapie in der gleichen Größenordnung ansteigt wie bei Frauen.

Bereits 1980 wiesen Reeve et al. in einer Pilotstudie nach, dass das synthetische Parathormonfragment (1-34) die trabekuläre Knochenmasse auch beim Mann positiv beeinflusst [53]. Kurland et al. [32] bestätigten diese Ergebnisse: 23 Männer zwischen 30 und 68 Jahren mit idiopathischer Osteoporose erhielten neben 400 IE Vitamin D und 1.500 mg Calcium täglich entweder 400 E Teriparatid einmal täglich s.c. (entsprechend etwa 25 µg) oder Placebo. Nach 18 Monaten war die Knochenmineraldichte unter Teriparatid-Therapie gegenüber Placebo an der LWS um 13,5 % und am Schenkel-

hals um 3 % angestiegen. Die Knochenformationsparameter (sAP, Osteocalcin und PICP) stiegen unter der Teriparatid-Therapie deutlich an, gefolgt von einem Anstieg auch der Resorptionsparameter (Pyridinolin und N-Telopeptid).

Eine große randomisierte Doppelblind-Studie mit 437 Männern bestätigte diese Ergebnisse [51]: Die Studienteilnehmer im Alter zwischen 30 und 85 Jahren erhielten täglich neben Calcium und Vitamin D entweder 20 µg, 40 µg Teriparatid oder Placebo. Nach einer Therapiedauer von median 11 Monaten zeigte sich ein Anstieg der Knochenmineraldichte an der LWS von 5,9 % unter 20 µg Teriparatid und 9 % unter 40 µg Teriparatid. Die Knochenmineraldichte stieg am Femur signifikant um 1,5 % bzw. 2,9 % an. Der Ganzkörpermineralgehalt erhöhte sich signifikant um 0,6 % bzw. 0,9 %.

Bei etwa der Hälfte der Patienten lagen zu Studienbeginn die Serumspiegel an freiem Testosteron unter dem altersspezifischen Normwert. In etwa 10 % der Fälle erfolgte eine über die Studiendauer konstante Androgen-Substitution. Eine Analyse der Subgruppen zeigte, dass die Wirkung von Teriparatid auf die Knochenmineraldichte unabhängig von der Höhe des Testosteronspiegels zu Studienbeginn war. Dies ist wichtig, da *in vitro*-Versuche ebenso wie Tierversuche ergeben hatten, dass die Ansprechbarkeit von Osteoblasten auf Parathormonfragment (1-38) durch Sexualhormone beeinflusst werden kann [44] und bei der manifesten Osteoporose bei Männern nicht selten ein Hypogonadismus zumindest mitursächlich beteiligt ist. Der Anstieg der Knochenmineraldichte war ebenfalls unabhängig von Alter, Ausgangs-Knochenmineraldichte, *Body Mass Index* und Alkohol- oder Nikotinkonsum.

Auch Knochenbiopsien liegen von Männern vor und nach einer Therapie mit Teriparatid vor: Sie zeigen die gleichen mikrostrukturellen Veränderungen als Ausdruck der osteoanabolen Effekte wie sie von Frauen bekannt sind [13].

Basierend auf den Daten der Orwoll-Studie [51] erfolgte retrospektiv und um 18 Monate verzögert eine Analyse der vertebralen Frakturdaten [30]. Zur Auswertung lagen die Röntgenbilder von 269 Männern zu Studienbeginn und 18 Monate nach Absetzen der Teriparatid-Gabe vor. Hier zeigte sich eine Reduktion der Wirbelkörperfrakturrate von 11,7 % in der Placebo-Gruppe auf 5,4 % unter

Teriparatid-Therapie mit 20 µg bzw. 6,0 % bei 40 µg. Dies entspricht einer relativen Risikoreduktion von 51 %. Der Unterschied zu Placebo war jedoch aufgrund der geringen Fallzahl statistisch nicht signifikant. Die Rate an prognostisch ungünstigeren mittelschweren und schweren vertebralen Frakturen betrug in der Placebo-Gruppe 6,8 %, unter Teriparatid jedoch nur 1,1 % (20 µg) bzw. 1,2 % (40 µg). Dies entsprach einer relativen Risikoreduktion von 83 % und war trotz sehr kleiner Fallzahl statistisch signifikant.

> Die dargestellten Daten ähneln sowohl hinsichtlich der Wirkung auf die Knochenmineraldichte als auch hinsichtlich der Höhe der Frakturreduktion den von postmenopausalen Frauen bekannten Werten, so dass die Zulassungsbehörden in der Schweiz und den USA Teriparatid auch zur Therapie der Osteoporose des Mannes zugelassen haben. 2007 ist aufgrund der vorliegenden Daten auch in Deutschland die Zulassung für Teriparatid auf Männer erweitert worden. Für Parathormon liegen keine Daten und daher auch keine Zulassung vor.

9.13. Glucocorticoid-induzierte Osteoporose

Die Glucocorticoid-induzierte Osteoporose (GIOP) ist die häufigste medikamentös induzierte Form der Osteoporose. Charakteristisch ist ein schneller Verlust an Knochenmasse zu Beginn der Glucocorticoid-Gabe, gefolgt von einer prolongierten Suppression der Knochenformation. Dies führt, wenn nicht frühzeitig antiresorptiv therapiert wird, häufig zu einem erheblichen Verlust an Knochenmasse und Mineralsalzdichte mit einem deutlich erhöhten Frakturrisiko. Gerade für diese Patienten erscheint die Möglichkeit einer osteoanabolen Therapie interessant.

In einer prospektiven, placebokontrollierten Studie an 51 postmenopausalen Frauen im Alter von 50 bis 82 Jahren mit chronisch-entzündlichen Erkrankungen und einer Langzeittherapie mit mindestens 5 mg Prednisolonäquivalent/Tag überprüften Lane et al. [34] den Effekt einer Therapie mit 400 IU (etwa 25 µg) synthetischem humanem Parathormonfragment (1-34) in Kombination mit einer Hormonersatztherapie gegen die Hormonersatztherapie allein. Bei Fortführung der Glucocorticoid-Behandlung erfolgte zusätzlich eine Supplementierung mit Calcium und Vitamin D. Nach zwölf Monaten stieg die Knochenmineraldichte an der LWS unter der Teriparatid-Therapie in der DXA-Messung um 11 % an, während sich bei alleiniger Hormonersatztherapie keine Änderung der Knochenmineraldichte ergab. Mittels spinaler QCT ließ sich sogar ein Anstieg um 35 % unter der Teriparatid-Therapie nachweisen. Am Femur zeigte sich ein nicht signifikanter Anstieg um 2 % (1,2 % in der Kontrollgruppe). An die zwölfmonatige Teriparatid-Therapie schloss sich eine Nachbeobachtungsphase über weitere 12 Monate mit Fortführung der Hormonersatztherapie und der Glucocorticoid-Therapie an. Hier zeigte sich ein weiterer Anstieg auf 12,6 % an der LWS im Vergleich zum Ausgangswert, am Femur betrug der Anstieg nach 24 Monaten 5 % [33,35]. Die Knochenstoffwechselparameter zeigten den unter Teriparatid von postmenopausalen Frauen mit Osteoporose bekannten Anstieg zunächst der Anbauparameter gefolgt von den Resorptionsmarkern. Somit konnten auch bei Patientinnen mit GIOP ähnliche Knochenmineraldichteanstiege unter einer Teriparatid-Therapie wie bei postmenopausalen Frauen induziert werden.

Zu beachten ist auch hier, dass für den Einsatz von Teriparatid bei der Glucocorticoid-induzierten Osteoporose zurzeit keine Zulassung besteht.

9.14. Ausblick: Teriparatid/Parathormon in der Endoprothetik/Traumatologie

Neben der Therapie der Osteoporose ergeben sich unter Kenntnis der osteoanabolen Eigenschaften von Teriparatid insbesondere im orthopädisch-unfallchirurgischen Bereich mehrere potentielle Anwendungsgebiete: In erster Linie erscheint der Einsatz von Teriparatid vor allem zur Unterstützung der Frakturheilung und zur Verbesserung der ossären Implantatintegration nach endoprothetischem Ersatz interessant [59].

Zur Beurteilung einer möglicherweise beschleunigten Frakturheilung liegen mehrere Tierversuche vor, die eine deutlich vermehrte Kallusbildung und eine daraus resultierende verbesserte biomechanische Belastbarkeit nachwiesen. So konnten Andreassen et al. [1,2] zeigen, dass bei Ratten drei Wochen nach Fraktur unter Teriparatid-Therapie

(200 µg/kg KG/Tag) das Kallus-Volumen etwa ver-doppelt war, was zu einer Steigerung der Belastbar-keit auf 160 % gegenüber Placebo führte. Nach acht Wochen war die Belastbarkeit auf 270 % ge-genüber Placebo gesteigert, während das Kallus-Volumen bereits wieder auf 135 % gegenüber Pla-cebo abgenommen hatte – die deutliche Zunahme der Kallusmenge muss jedoch mit Vorsicht be-trachtet werden, da solche Größenzunahmen über die Druckbelastung des Periosts unter Umständen zu erheblichen Schmerzen führen können.

Eine prospektive Studie zur Beurteilung der Frak-turheilung unter Teriparatid wird zurzeit durchge-führt. Auch nach Kallusdistraktion führt die Teri-paratid-Therapie im Rattenmodell zu einer deut-lich verbesserten Durchbauung und Mineralisie-rung der Distraktionsstrecke [57]. Erste Berichte über die Anwendung von Teriparatid am Men-schen an nicht mineralisierenden Distraktions-strecken bestätigen dies [49]. Zu beachten ist aller-dings, dass für die Wirkung von Teriparatid eine Osteoidmatrix zwingend erforderlich ist, da Teri-paratid nicht – wie etwa die Bone Morphogenetic Proteins – ohne vorhandene Zielzellen osteoin-duktiv wirken kann.

Auch die knöcherne Einheilung von Implantaten könnte durch die Gabe von Teriparatid erheblich verbessert werden: In einer Implantationsstudie an Ratten wurde durch die Gabe von 3 x 60 µg PTH/kg KG die Knochen-Implantat-Fläche nach vier Wo-chen von 10 % unter Placebo auf 47 % gesteigert, biomechanisch waren die Implantate deutlich sta-biler verankert [59]. Inwieweit diese Daten auf den Menschen übertragbar sind, und vor allem, ob die-ser zusätzlich gebildete Knochen im weiteren Ver-lauf erhalten bleibt und letztendlich hierdurch die Lockerungsrate der Prothesen reduziert wird, bleibt abzuwarten.

9.15. Zusammenfassung

Mit Teriparatid steht erstmals eine osteoanabole Substanz zur Therapie der postmenopausalen Osteoporose und bei Männern mit einem hohen Frakturrisiko zur Verfügung, für die in einer ran-domisierten placebokontrollierten Studie eine Re-duktion des vertebralen Frakturrisikos belegt ist (Empfehlungsgrad A). Mikrostrukturanalysen und histomorphometrische Untersuchungen von gepaarten Knochenkammbiopsien derselben Pa-

tientinnen vor und nach einer Therapie mit Teri-paratid weisen einem Neuaufbau von Knochen-substanz mit Zunahme der trabekulären Querver-netzung und der Kortikalisdicke nach. Zudem wird der Durchmesser der Röhrenknochen ver-größert, was zu einer erheblich verbesserten bio-mechanischen Belastbarkeit führt.

Vor allem bei den schweren Osteoporosen mit mehreren vorbestehenden Frakturen scheint Teri-paratid Vorteile gegenüber anderen derzeit zur Verfügung stehenden Therapieoptionen zu besit-zen. Hier kann die Behandlung mit Teriparatid zu einer Frakturreduktion um bis zu 90 % führen. Im Gegensatz zu den Antiresorptiva ist unter der The-rapie mit Teriparatid zum ersten Mal auch der Zu-sammenhang zwischen der Zahl und Schwere vor-bestehender Frakturen und dem weiteren Fraktur-risiko aufgehoben. Aus diesem Grund erscheint Teriparatid insbesondere bei schweren Verlaufs-formen der manifesten Osteoporose indiziert so-wie bei Patientinnen, die auf die antiresorptiven Therapieformen nicht adäquat angesprochen ha-ben.

Aufgrund eines Therapiehinweises des Gemeinsa-men Bundesausschusses (GBA) darf Teriparatid als Reservemittel nur bei manifester Osteoporose mit mindestens zwei neuen Frakturen innerhalb von 18 Monaten bei vorbestehender antiresorpti-ver Therapie über wenigstens ein Jahr oder Unver-träglichkeit von Bisphosphonaten/Raloxifen zu Lasten der GKV verordnet werden.

Mit Parathormon (1-84) steht ebenfalls eine osteoanabole Therapieoption zur Verfügung, für die eine Reduktion der Rate an Wirbelkörperfrak-turen in einer randomisierten, placekontrollierten Studie für Patientinnen mit und ohne vorbeste-hende Frakturen nachgewiesen ist (Evidenz-grad A). Der osteoanabole Effekt mit Neuaufbau von Knochensubstanz sowie Zunahme der trabe-kulären Quervernetzung und der Kortikalisdicke ist an Biopsien aus Tierversuchen nachgewiesen. Mit einer Aufnahme in die Leitlinien des DVO als gesichert fraktursenkende Substanz ist mit der nächsten Auflage zu rechnen. Für Parathormon (1-84) besteht im Gegensatz zu Teriparatid bisher kein Therapiehinweis des GBA. Parathormon ist zugelassen zur Behandlung der Osteoporose von Hochrisiko-Patienten in der Postmenopause, die ein hohes Frakturrisiko aufweisen.

9.16. Literatur

1. Andreassen TT, Ejersted C, Oxlund H 1999 Intermittent parathyroid hormone (1-34) treatment increases callus formation and mechanical strength of healing rat fractures. J Bone Min Res 14:960-968

2. Andreassen TT, Fledelius C, Ejersted C, Oxlund H 2001 Increases in callus formation and mechanical strength of healing fractures in old rats treated with parathyroid hormone. Acta Orthop Scand 72:304-307

3. Bauer W, Aub AC, Albright F. Studies of calcium and phosphorus metabolism. V. A study of the bone trabeculae as a readily available reserve of calcium. J Exp Med. 1929;49:145-161.

4. Betancourt M, Wirfel KL, Raymond AK, Yasko AW, Lee J, Vassilopoulou-Sellin R 2003 Osteosarcoma of bone in a patient with primary hyperparathyroidism: A case report. J Bone Miner Res 18:163-166

5. Black DM, Bilezikian JP, Ensrud KE, Greenspan SL, Palermo L, Hue T, Lang TF, McGowan JA, Rosen CJ 2005 One year of alendronate after one year of parathyroid hormone (1-84) for osteoporosis. N Engl J Med 353:555-565

6. Black DM, Greenspan SL, Ensrud KE, Palermo L, McGowan JA, Lang TF, Garnero P, Bouxsein ML, Bilezikian JP, Rosen CJ; PaTH Study Investigators 2003 The effects of parathyroid hormone and alendronate alone or in combination in postmenopausal osteoporosis. N Engl J Med 349:1207-1215

7. Body JJ, Gaich GA, Scheele WH, Kulkarni PM, Miller PD, Peretz A, Dore RK, Correa-Rotter R, Papaioannou A, Cumming DC, Hodsman AB 2002 A randomized double-blind trial to compare the efficacy of teriparatide [recombinant human parathyroid hormone (1-34)] with alendronate in postmenopausal women with osteoporosis. J Clin Endocrinol Metab 87:4528-4535

8. Boonen S, Krege JH, Alam J, et al. 2005 Safety and efficacy of teriparatide in elderly women with osteoporosis. J Am Geriatr Soc;53(4 SUPPL.):S77-S78

9. Cosman F, Nieves J, Woelfert L, Formica C, Gordon S, Shen V, Lindsay R. 2001 Parathyroid hormone added to established hormone therapy: Effects on vertebral fracture and maintenance of bone mass after parathyroid hormone withdrawl. J Bone Miner Res;16:925-931.

10. Cosman F, Nieves J, Zion M, Woelfert L, Luckey M, Lindsay R 2005 Daily and cyclic parathyroid hormone in women receiving alendronate. New Engl J Med 353:566-575

11. Deal C, Omizo M, Schwartz EN, Eriksen EF, Cantor P, Wang J, Glass EV, Myers SL, Krege JH 2005 Combination teriparatide and raloxifene therapy for postmenopausal osteoporosis: results from a 6-month double-blind placebo-controlled trial. J Bone Min Res 20:1905-1911

12. Delmas PD, Genant HK, Crans GG, et al. 2003 Severity of prevalent vertebral fractures and the risk of subsequent vertebral and nonvertebral fractures: results from the MORE trial. Bone 33:522-532

13. Dempster DW, Cosman F, Kurland ES, Zhou H, Nieves J, Woelfert L, Shane E, Plavetic K, Muller R, Bilezikian J, Lindsay R 2001 Effects of daily treatment with parathyroid hormone on bone microarchitecture and turnover in patients with osteoporosis: a paired biopsy study. J Bone Miner Res 16:1846-1853

14. Divieti, P, John MR, Jüppner H, Bringhurst FR 2002 Human PTH (7–84) inhibits bone resorption in vitro via actions independent of the type 1 PTH/ PTHrP receptor. Endocrinology 143:171–176

15. Dobnig H and Turner RT 1997 The effects of programmed administration of human parathyroid hormone fragment (1-34) on bone histomorphometry and serum chemistry in rats. Endocrinology 138:4607-4612.

16. Dobnig H, Sipos A, Jiang Y, Fahrleitner-Pammer A, Ste-Marie LG, Gallagher JC, Pavo I, Wang J, Eriksen EF 2005 Early changes in biochemical markers of bone formation correlate with improvements in bone structure during teriparatide therapy. J Clin Endocrinol Metab 90:3970-3977

17. Ensrud KE, Black DM, Palermo L, Bauer DC, Barrett-Conner E, Quandt SA, Thompson DE, Karpt DB 1997 Treatment with alendronate prevents fractures in women at high risk. Arch Intern Med 157:2617-2624

18. Eriksen E et al., Calcif Tissue Int 2003:72(4):329

19. Ettinger B, San Martin JA, Crans GG, Pavo I 2004 Differential effects of teriparatide after treatment with raloxifene or alendronate. J Bone Miner Res 19:745-751

20. Finkelstein JS, Hayes A, Hunzelman JL, Wyland JJ, Lee H, Neer RM 2003 The effects of parathyroid hormone, alendronate, or both in men with osteoporosis. N Engl J Med 349:1216-1226

21. Finkelstein JS, Klibanski A, Arnold AL, Toth TL, Hornstein MD, Neer RM 1998 Prevention of estrogen deficiency-related bone loss with human parathyroid hormone (1-34): a randomized controlled trial. JAMA 280:1067-1073

22. Gallagher C, Genant HK, Crans GG, Vargas SJ, Krege JH 2005 Teriparatide reduces the fracture risk associated with increasing number and severity of osteoporotic fractures. J Clin Endocrinol Metab 90:1583-1587

23. Greenspan SL, Bone HG, Ettinger MP et al (2007) Effect of recombinant human paratharoid hormone (1-84) on vertebral fracture and bone mineral density in postmenopausal women with osteoporosis. Ann Intern Med 146:326-339

24. Hodsman AB, Bauer DC, Dempster DW, Dian L, Hanley DA, Haris ST, Kendler DL, McClung MR, Miller PD, Olszynski WP, Orwoll E, Yuen CK 2005 Parathyroid hormone and teriparatide for the treatment of osteoporosis: A review of the evidence and suggested guidelines for its use. Endocrine Reviews 26:688-703

25. Hodsman AB, Fraher LJ, Ostbye T, Adachi JD, Steer BM 1993 An evaluation of several biochemical markers for bone formation and resorption in a protocol utilizing cyclical parathyroid hormone and calcitonin therapy for osteoporosis. J Clin Invest 91:1138-1148

26. Hodsman AB, Fraher LJ, Watson PH, Ostbye T, Stitt LW, Adachi JD, Taves DH, Drost D 1997 A randomized controlled trial to compare the efficacy of cyclical parathyroid hormone versus cyclical parathyroid hormone and sequential calcitonin to improve bone mass in postmenopausal women with osteoporosis. J Clin Endocrinol Metab 82:620-628

27. Hodsman AB, Hanley DA, Ettinger MP, Bolognese MA, Fox J, Metcalfe AJ, Lindsay R 2003 Safety and efficacy of human parathyroid hormone (1-84) in increasing bone mineral density in postmenopausal osteoporosis. J. Clin Endocrinol Metab 88:5212-5220

28. Horwitz MJ, Tedesco MB, Gundberg C, Garcia-Ocana A, Stewart AF 2003 Short-term, high dose parathyroid hormone-related protein as a skeletal anabolic agent for the treatment of postmenopausal osteoporosis. J Clin Endocrinol Metab 88:569-575

29. Jiang Y, Zhao JJ, Mitlak BH, Wang O, Genant HK, Ericson EF 2003 Recombinant human parathyroid hormone (1-34) [teriparatide] improves both cortical and cancellous bone structure. J Bone Miner Res 18:1932-1941

30. Kaufman JM, Orwoll E, Goemaere S, San Martin J, Hossain A, Dalsky GP, Lindsay R, Mitlak BH 2004 Teriparatide effects on vertebral fractures and bone mineral density in men with osteoporosis: treatment and discontinuation of therapy. Osteoporosis Int 16:510-516

31. Kimmel DB, Bozzato RP, Kronis KA, Coble T, Sindrey D, Kwong P, Recker RR (1993) The effect of recombinant human (1-84) or synthetic human (1-34) parathyroid hormone on the skeleton of adult osteopenic ovariectomized rats. Endocrinology 132:1577-84.

32. Kurland ES, Cosman F, McMahon DJ, Rosen CJ, Lindsay R, Bilezikian JP 2000 Parathyroid hormone as a therapy for idiopathic osteoporosis in men: effects on bone mineral density and bone markers. J Clin Endocrinol Metab 85:3069-3076

33. Lane NE, Sanchez S, Genant HK, Jenkins DK, Arnaud CD 2000 Short-term increases in bone turnover markers predict parathyroid hormone-induced spinal bone mineral density gains in postmenopausal women with glu-

cocorticoid-induced osteoporosis. Osteoporosis Int 11: 434-442

34. Lane NE, Sanchez S, Modin GW, Genant HK, Pierini E, Arnaud CD 1998 Parathyroid hormone treatment can reverse corticosteroid-induced osteoporosis. Results of a randomized controlled clinical trial. J Clin Invest 102: 1627-1633

35. Lane NE, Sanchez S, Modin GW, Genant HK, Pierini E, Arnaud CD 2000 Bone mass continues to increase at the hip after parathyroid hormone treatment is discontinued in glucocorticoid-induced osteoporosis: Results of a randomized controlled clinical trial. J Bone Miner Res 15:944-951

36. Licata AA. 2005 Osteoporosis, Teriparatide, and Dosing of Calcium and Vitamin D. N Engl J Med 352(18): 1930-1931 sowie Letters to the Editor im N Engl J Med 2005, 353 (6):634-635

37. Lindsay R, Nieves J, Formica C, Henneman E, Woelfert L, Shen V, Dempster D, Cosman F 1997 Randomised controlled study of effect of parathyroid hormone on vertebral-bone mass and fracture incidence among postmenopausal women on oestrogen with osteoporosis. Lancet 350:550-555

38. Lindsay R, Silverman SL, Cooper C et al. 2001 Risk of new vertebral fracture in the year following a fracture. JAMA 285:320-323

39. Lindsay R, Scheele WH, Neer R, Pohl G, Adami S, Mautalen C, Reginster JY, Stepan JJ, Myers SL, Mitlak BH 2004 Sustained vertebral fracture risk reduction after withdrawal of teriparatide in postmenopausal women with osteoporosis. Arch Intern Med 164:2024-2030

40. Marcus R, Wang O, Satterhiste J, Mitlak B 2003 The skeletal response to teriparatide is largely independent of age, initial bone mineral density, and prevalent vertebral fractures in postmenopausal women with osteoporosis. J Bone Miner Res 18:18-23

41. McClung MR, Geusens P, Miller PD, Zippel H, Bensen WG, Roux C, Adami S, Fogelman I, Diamond T, Eastell R, Meunier PJ, Reginster JY; Hip Intervention Program Study Group 2001 Effect of risedronate on hip fracture risk in elderly women. N Engl J Med 344:333-340

42. Mc Clung MR et al. 2005 Opposite bone remodeling effects of teriparatide and alendronate in increasing bone mass. Arch Intern Med; 165:1762-1768

43. Moreau IA, Smith SY, Guldberg RE et al. (2005) Treatment of osteopenic rhesus monkeys with PTH 1-84 for 16 months improve vertebral trabecular bone quantity and quality. JBMR 20 SI: S412

44. Mosekilde L, Danielsen CC, Gasser J 1994 The effect on vertebral bone mass and strength of long term treatment with antiresorptive agents (estrogen and calcitonin), human parathyroid hormone-(1-38), and combi-

nation therapy, assessed in aged ovarectomized rats. Endocrinology 134:2126-2134

45. Neer RM, Arnaud CD, Zanchetta JR, Prince R, Gaich GA, Reginster JY, Hodsman AB, Eriksen EF, Ish-Shalom S, Genant HK, Wang O, Mitlak BH 2001 Effect of parathyroid hormone (1-34) on fractures and bone mineral density in postmenopausal women with osteoporosis. N Engl J Med 344:1434-1441

46. Nevitt MC, Chen P, Dore RK, Reginster JY, Kiel DP, Zanchetta JR, Glass EV, Krege JH 2006 Reduced risk of back pain following teriparatide treatment: a meta-analysis. Osteoporosis Int 17(2):273-80

47. Nguyen-Yamamoto L, Rousseau L, Brossard J-H, Lepage R, D'Amour P 2001 Synthetic carboxyl-terminal fragments of parathyroid hormone (PTH) decrease ionized calcium concentration in rats by acting on a receptor different from the PTH/PTH-related peptide receptor. Endocrinology 142:1386–1392

48. NHS, National Institute for Clinical Exellence 2005 Bisphosphonates (alendronate, etidronate, risedronate), selective oestrogen receptor modulators (raloxifen) and parathyroid hormone (teriparatide) for the secondary prevention of osteoporotic fragility fractures in postmenopausal women. Technology Appraisal 87, www.nice.org.uk

49. Niedhart C, Ihme N, Röhrig H, Weber M, Niethard FU 2005 Die Therapie der Kallusinsuffizienz mit Teriparatid (Forsteo®). Osteologie; 14(S1):35

50. Niedhart C, Schippmann T, Niethard FU 2005 Osteoanabole Therapie der manifesten Osteoporose beim jungen Patienten mit Teriparatid (Forsteo®) – Ein-Jahres-Ergebnisse. Osteologie 14(S1):83

51. Orwoll ES, Scheele WH, Paul S, Adami S, Syversen U, Diez-Perez A, Kaufman JM, Clancy AD, Gaich GA 2003 The effect of teriparatide [human parathyroid hormone (1-34)] therapy on bone density in men with osteoporosis. J. Bone Min Res 18:9-17

52. Prince R et al. 2005 Sustained nonverebral fragility fracture risk reduction after discontinuation of teriparatide treatment. J Bone Miner Res; 20:1507-1513

53. Reeve J, Meunier PJ, Parsons JA, Bernat M, Bijvoet OLM, Courpron P, Edouard C, Klenerman L, Neer RM, Renier JC, Slovik D, Vismans JFJE, Potts JT Jr et al. Anabolic effect of human parathyroid hormone fragment on trabecular bone in involutional osteoporosis: a multicentre trial. BMJ 1980;280:1340-1344.

54. Rhee Y, Won YY, Baek MH, Lim SK. (2004) Maintenance of increased bone mass after recombinant human parathyroid hormone (1-84) with sequential zoledronate treatment in ovariectomized rats. J Bone Miner Res. 19:931-7.

55. Rittmaster RS, Bolognese M, Ettinger MP, Hanley DA, Hodsman AB, Kendler DL, Rosen CJ 2000 Enhancement of bone mass in osteoporotic women with parathyroid hormone followed by alendronate. J Clin Endocrinol Metab 85:2129-2134

56. Schwietert HR, Groen EW, Sollie FA, Jonkman JH (1997) Single-dose subcutaneous administration of recombinant human parathyroid hormone [rhPTH(1-84)] in healthy postmenopausal volunteers. Clin Pharmacol Ther. 61:360-76.

57. Seebach C, Skripitz R; Andreassen TT, Aspenberg P 2004 Intermittent parathyroid hormone (1-34) enhances mechanical strength and density of new bone after distraction osteogenesis in rats. J Orthop Res 22:472-478

58. Selye H. (1932) On the stimulation of new bone formation with parathyroid extract and irradiated ergosterol. Endocrinology 16:547-558.

59. Skripitz R, Aspenberg P 2004 Parathyroid hormone – a drug for orthopaedic surgery? Acta Orthop Scand 75: 654-662

60. Skripitz R, Aspenberg P 2005 Stimulation of implant fixation by PTH(1-34) – a histomorphometric comparison of PMMA cement and stainless steel. J Orthop Res; 23:1266-70

61. Tam CS, Heersche JNM, Murray TM and Parsons JA. (1982) Parathyroid hormone stimulates the bone apposition rate independently of its resorptive action: Differential effects of intermittent and continuous administration. Endocrinology 110:506-512.

62. Tashjian AH, Chabner BA 2002 Commentary on clinical safety of recombinant human parathyroid hormone (1-34) in the treatment of osteoporosis in men and postmenopausal women. J Bone Miner Res 17:1151-1161

63. Vahle JL, Sato M, Long GG, Young JK, Francis PC, Engelhardt JA, Westmore MS, Linda Y, Nold JB 2002 Skeletal changes in rats given daily subcutaneous injections of recombinant human parathyroid hormone (1-34) for two years and relevance to human safety. Toxicol Path 30:312-321

64. Zanchetta JR, Bogado CE, Ferretti JL, Wang O, Wilson MG, Sato M, Gaich GA, Dalsky GP, Myers SL 2003 Effects of teriparatide [recombinant human parathyroid hormone (1-34)] on cortical bone in postmenopausal women with osteoporosis. J. Bone Miner Res 18:539-543

65. www.g-ba.de/Beschlüsse; BAnz. 2007, Nr. 58 (S. 3121)

66. Adami S, San Martin J, Muñoz-Torres M, Econs MJ, Xie L, Dalsky GP, McClung M, Felsenberg D, Brown JP, Brandi ML, Sipos A 2008 Effect of raloxifene after recombinant teriparatide [hPTH(1-34)] treatment in postme-

nopausal women with osteoporosis. Osteoporos Int. 19 (1):87-94.

67. Boonen S, Marin F, Obermayer-Pietsch B, Simões ME, Barker C, Glass EV, Hadji P, Lyritis G, Oertel H, Nickelsen T, McCloskey EV; for the EUROFORS Investigators 2008 Effects of Previous Antiresorptive Therapy on the Bone Mineral Density Response to Two Years of Teriparatide Treatment in Postmenopausal Women with Osteoporosis. J Clin Endocrinol Metab. 93(3):852-860

10. Mögliche Perspektiven der Osteoporosetherapie

10.1. Wachstumshormon

10.1.1. Physiologische Grundlagen

Sexualsteroide sind in der Lage, die Wachstumshormonrezeptor-Expression hochzuregulieren. Wachstumshormon induziert im Knochen die Produktion von IGF-1 und dessen Sekretion aus Osteoblasten. Osteoblasten selbst exprimieren IGF-1-Rezeptoren. Somit gibt es wahrscheinlich auch eine relevante lokale parakrine und autokrine Stimulation der Osteoblastenaktivität durch IGF-1 [9].

> Wachstumshormon (GH) reguliert den Knochenstoffwechsel, indem es osteoblastäre GH-Rezeptoren stimuliert.

Die Verknüpfung der osteoblastären zur osteoklastären Aktivität ist Zytokin-vermittelt, beispielsweise durch Interleukin 6. In der Summe hat GH sowohl stimulierende Effekte auf den Knochenaufbau als auch auf die Knochenresorption [47,66].

Aktuelle molekulargenetische Befunde unterstreichen die Relevanz der GH–IGF-1–Achse für den Knochenstoffwechsel und das Osteoporoserisiko. Ein Promotor-Polymorphismus des IGF-1-Gens determiniert sowohl die Knochenmineralsalzdichte als auch geometrische Faktoren und das Frakturrisiko [63,73,74].

10.1.2. Hypophysenvorderlappen-insuffizienz

Die Hypophyseninsuffizienz ist mit einem erhöhten Osteoporoeserisiko assoziiert. Dies ist allerdings nicht alleine die Folge eines Wachstumshormonmangels, sondern auch die Konsequenz fehlender Sexualsteroide, sofern diese nicht adäquat ersetzt werden.

Erwachsene mit GH-Mangel haben einen verlangsamten Knochenumbau [7,8,80] und im Mittel erniedrigte Messwerte der Knochenmineraldichte [16,20,26,40, 47,54,75]. Auf diese reduzierte Knochenmineraldichte wird das erhöhte Frakturrisiko zurückgeführt [76,95,86].

Verschiedene Studien bei hypophysenvorderlappeninsuffizienten Patienten konnten beweisen, dass eine GH-Substitution bei diesen Patienten den Knochenstoffwechsel stimuliert [2,8,10,13,22, 38,47,92]. Dies passt sehr gut zu experimentellen Daten über einen stimulierenden Effekt von Wachstumshormon auf die Differenzierung, Proliferation und Aktivierung von Osteoblasten und Osteoklasten, denjenigen Zellen, die für den Knochenaufbau und die Knochenresorption verantwortlich sind [29,60,62,83,86].

Aufgrund randomisierter, placebokontrollierter Studien (Evidenzstufe I) wissen wir, dass eine langfristige GH-Substitution bei hypophysenvorderlappeninsuffizienten Patienten zu einer Zunahme der Knochenmineraldichte führt [1,11,14,22,30, 36,38,41,47,84]. Verschiedene Studien haben in diesem Zusammenhang gezeigt, dass der langfristige Zugewinn an Knochenmineralsalzdichte einem initialen diskreten Verlust der Knochenmineraldichte im ersten Therapiejahr folgt [42,47,92]. Dieses Faktum ist durch einen biphasischen Effekt des GH auf den Knochen erklärt worden: Im Frühstadium kommt es zu einer Stimulation der Knochenresorption mit einer Rekrutierung neuer aktiver Stoffwechseleinheiten im Skelett, während der Knochenaufbauprozess erst etwas später zum Tragen kommt. Langfristig kommt es zu einem neuen Gleichgewicht des Knochenstoffwechsels mit einer Dominanz der anabolen Effekte [47,92]. Auch für junge Erwachsene, die wegen einer GH-Defizienz in der Kindheit behandelt wurden, konnte gezeigt werden, dass diese auf eine Substitutionstherapie, wenn diese im frühen Erwachsenenalter erneut durchgeführt wird, mit einer Zunahme an Knochenmineraldichte reagieren [81]. Ergänzt man bei GH-defizienten Patienten nach mehrjähriger Therapie die GH-Substitution um die Gabe eines Bisphosphonates, kann ein zusätzlicher Gewinn an Knochenmineraldichte verzeichnet werden [15].

Fasst man das aktuelle Wissen zusammen, dürfen wir davon ausgehen, dass eine GH-Substitution bei bestehender Hypophysenvorderlappeninsuffizienz einen Zuwachs an Knochenmasse mit physiologischer Zusammensetzung und biomechanischer Qualität sowie Mikroarchitektur induziert [47].

> Es kann erwartet werden, dass die Normalisierung der Knochenmineraldichte infolge einer GH-Substitution auch das Frakturrisiko bei hypophysenkranken Patienten normalisieren kann. Zum jetzigen Zeitpunkt stehen allerdings keine randomisierten, kontrollierten Studien (Evidenzstufe I) zur Verfügung, die dies eindeutig belegen.

In einer global durchgeführten Anwendungsbeobachtung zur GH-Substitution bei Hypophysenvorderlappeninsuffizienz (*Pfizer International Metabolic Survey*, KIMS) ist die dokumentierte Frakturrate retrospektiv analysiert worden, indem sie mit der erwarteten Frakturprävalenz einer altersvergleichbaren Population der *European Vertebral Osteoporosis Study* verglichen wurde [96]. Zusammenfassend zeigte diese Arbeit, dass die Frakturrate bei hypophyseninsuffizienten Männern höher war als in der Allgemeinbevölkerung zu erwarten (29 % versus 6 %; p < 0,05). Bei den Frauen war diesbezüglich ein deutlicher Trend aufzeigbar (34 % versus 18 %; p = 0,06). In weitergehenden Subanalysen wurde herausgearbeitet, dass ein ähnlich gesteigertes Frakturrisiko bei Patienten mit isoliertem GH-Mangel wie auch bei Patienten mit komplexen Hypophysenvorderlappenausfällen vorliegt.

> Diese Befunde stützen die Hypothese von einer engen Vernetzung zwischen GH-Mangel-assoziierter Osteopenie und einem erhöhten Knochenbruch-Risiko. Bezieht man sich auf die Kriterien der evidenzbasierten Medizin, kann man dies als Erkenntnis auf Stufe III einordnen.

10.1.3. Idiopathische Osteoporose

Eine mögliche Rolle von Störungen bzw. Veränderungen des somatotropen Systems in der Pathogenese der "idiopathischen" Osteoporose wurde und wird diskutiert [23,53,71]. Störungen der Wachstumshormonfreisetzung aus dem Hypophysenvorderlappen werden schon lange vermutet [25,72]. Aktuelle Daten deuten auf einen negativen Einfluss eines relativen Wachstumshormonmangels im höheren Alter auf die Parathormon-

Sensitivität des Skeletts mit ungünstigen Folgen für den Knochenstoffwechsel hin [93].

Die Hypothese einer parallelen, altersassoziierten Abnahme der Estrogene zusammen mit einer rückläufigen Wachstumshormonsekretion in der Ätiologie der postmenopausalen Osteoporose wurde als Argument dafür genommen, Wachstumshormon als mögliches therapeutisches Agens bei der Osteoporosetherapie zu diskutieren [59, 77].

Später durchgeführte Studien konnten solche älteren Daten und Hypothesen nicht bestätigen oder untermauern: Kassem et al. [50] berichteten über normale Serumkonzentrationen von IGF-1, IGF-2 und IGF-BP3 bei osteoporosekranken Frauen, allerdings war die stimulierte Wachstumshormonsekretion in dieser Studie nicht untersucht worden.

Bei osteoporotischen Männern fanden Johannsson et al. [43] reduzierte Serumkonzentrationen des IGF-BP3, während aber normale Befunde für IGF-1, IGF-2, IGF-BP2 und die Wachstumshormonausscheidung im Urin gefunden wurden. Die Relevanz dieser Daten ist schwierig zu beurteilen, insbesondere wenn man in Rechnung stellt, dass es durchaus auch widersprüchliche Befunde gibt: Kurland et al. [57] fanden eine normale stimulierte Wachstumshormonsekretion bei osteoporotischen Männern, aber eine erniedrigte IGF-1-Serumkonzentration; Gillberg et al. [32] fanden überhaupt keine Unterschiede in der somatotropen Funktion - gerade auch bezüglich der IGF-1 Serumkonzentration - zwischen osteoporosekranken Männern und altersentsprechenden Kontrollpersonen.

Zusammenfassend ist es derzeit nicht möglich, ein klares Bild von einer möglichen Rolle des somatotropen Systems in der Pathophysiologie der Osteoporose zu gewinnen. Schließlich muss auch an dieser Stelle angesprochen werden, dass man darüber spekulieren kann, ob möglicherweise reduzierte IGF-1-Serumkonzentrationen - die bei unbeeinträchtigter GH-Sekretionskapazität durchaus als Ausdruck einer hepatischen GH-Resistenz interpretiert werden können [70,71] - auch eine Konsequenz der Osteoporose sein könnten: Eine Abnahme der Knochenmasse ist assoziiert mit einer Abnahme der Masse der osteoblastären Zellen. Osteoblasten ihrerseits synthetisieren IGF-1 und setzen dies frei. Eine Reduktion der Menge dieser IGF-1-produzierenden Zellen könnte eine sehr einfache Erklärung für einen Teil der weiter oben berichteten Befunde darstellen [57].

Kasuistische Berichte über den Einsatz von Wachstumshormon bei der Behandlung der Osteoporose gibt es bereits aus dem Zeitraum vor der Verfügbarkeit von rekombinantem Wachstumshormon für therapeutische Zwecke [3,4,55]. Die Hinweise für die Gleichzeitigkeit von anabolen und katabolen Effekten stimulierten bereits in der Vergangenheit dazu, Kombinationstherapien von GH mit antiresorptiven Substanzen zu untersuchen, allerdings waren hier die Ergebnisse enttäuschend [5, 6].

Hinweise für synergetische Effekte von Sexualsteroiden und andere experimentelle Befunde weckten im Verlauf erneut das Interesse an GH für die Osteoporosetherapie [19,28,51,52]. Studien zeigten, dass eine GH-Behandlung den Knochenstoffwechsel osteoporosekranker Frauen stimuliert [87,88]. Wie von den Befunden bei hypophysenkranken Patienten zu erwarten [47] führen kurze Behandlungsperioden bei kleinen Kohorten nicht zu ermutigenden Befunden, da es nicht zu einem relevanten Zuwachs an Knochenmineraldichte kommen konnte [79,87,91], auch wenn erneut Kombinationstherapien mit antiresorptiven Agenzien untersucht wurden [27,37].

Betrachtet man die Situation bei männlichen osteoporosekranken Patienten [44], sind neben älteren Daten, die ebenfalls eine Stimulierung des Knochenstoffwechsels infolge einer Wachstumshormonbehandlung zeigten [42], inzwischen langfristige Therapiedaten verfügbar, die einen signifikanten Zuwachs der Knochenmineraldichte infolge einer GH-Therapie dokumentieren [33].

10.1.4. Wachstumshormon bei der Glucocorticoid-induzierten Osteoporose und anderen sekundären Osteoporoseformen

Der Hypercortisolismus induziert die Entwicklung einer Osteoporose. Interleukin-6, welches akut die Wachstumshormonfreisetzung stimulieren kann, ist negativ durch Glucocorticoide kontrolliert [69]. Solche Befunde machen es plausibel, eine mögliche therapeutische Rolle von GH bei der Glucocorticoid-induzierten Osteoporose zu dis-

kutieren [31]. Allerdings ist festzuhalten, dass gute experimentelle Daten, die dies weitergehend unterstützen würden, fehlen: GH war nicht in der Lage, den deletären Effekt von Glucocorticoiden auf den Knochen in einem Tiermodell zu antagonisieren [67]. Die mögliche Relevanz einer regulatorischen Funktion von Glucocorticoiden auf die Wachstumshormonrezeptorexpression ist noch unklar [89]. Es existieren lediglich präliminäre therapeutische Daten, die sich ausschließlich auf Knochenstoffwechselparameter beziehen [35] und bislang weit davon entfernt sind, Eingang in allgemeine Therapieempfehlungen zu finden [68, 90]).

Auch bei anderen Erkrankungen und Situationen, die die Entstehung einer Osteoporose begünstigen können, gibt es Hinweise für eine Rolle einer Beeinträchtigung der GH–IGF-1–Achse. Bei der Anorexia nervosa wird dies offenbar durch die Malnutrituion getriggert [58]. Bei jungen Erwachsenen, die in ihrer Kindheit eine cranial lokalisierte Tumorerkrankung überlebt haben, übt die Schädelbestrahlung den entscheidenden schädigenden Einfluss auf das somatotrope System aus [65].

Günstige Effekte einer Wachstumshormontherapie auf den Knochenmineralgehalt konnten bei Kindern mit zystischer Fibrose und niedriger Knochenmasse beobachtet werden [39].

10.1.5. Wachstumshormon und Knochen in der Anti Aging-Medizin

Zu dieser Thematik existieren einige Daten, die bereits an dieser Stelle zusammenfassend als nicht überzeugend gewertet werden können.

Eine kurzzeitige GH-Behandlung stimuliert erwartungsgemäß den Knochenstoffwechsel bei älteren, gesunden Männern [18]. In einer unkontrollierten Studie fanden Rudman et al. [78] eine Zunahme der Knochenmineraldichte bei gesunden älteren Männern an der Lendenwirbelsäule nach 6 Monaten Behandlung. Dieser Befund ist absolut widersprüchlich zu Ergebnissen kontrollierter Studien bei Hypophyseninsuffizienz und Osteoporose und harrt einer Erklärung. Ferner ist dieser Arbeit zu entnehmen, dass an anderen Messstellen keine Effekte auf die Knochenmineraldichte beobachtet werden konnten. Langfristige

Erfahrungen und auch Frakturdaten fehlen vollständig.

Neben der Osteoporose ist in diesem Zusammenhang das Risiko für metastatische Knochenerkrankungen, die durch maligne Tumoren induziert werden können, diskussionswürdig. Aus epidemiologischen Studien wissen wir, dass es eine statistische Beziehung zwischen endogenen IGF-1 Serumkonzentrationen (nicht durch GH-Behandlug induziert!) und dem Auftreten verschiedener maligner Tumorerkrankungen wie dem Prostatakarzinom [61,82] und dem kolorektalen Karzinom gibt [34].

Dies wirft die wichtige Frage nach der therapeutischen Sicherheit eines möglichen Einsatzes von GH in der Anti-Aging Medizin auf [48,49].

10.1.6. Zusammenfassung

> Die Behandlung mit Wachstumshormon ist bei Patienten mit organischen Erkrankungen des Hypophysenvorderlappens und dem Bestehen einer Hypophysenvorderlappeninsuffizienz gut etabliert. Die Befunde bezüglich eines positiven Effektes auf die Knochenmineralsalzdichte sind nach den Kriterien der evidenzbasierten Medizin auf der Stufe I einzuordnen, die Daten zu einem positiven Einfluss auf das Knochenbruchrisiko können als Evidenz auf Stufe III klassifiziert werden.

Interessante Daten zur Rolle der GH–IGF-1–Achse (wie beispielsweise die molekulargenetischen Daten zum Promotorpolymorphismus des IGF-1-Gens, aber auch die Befunde zu einer Interaktion des somatotropen Systems mit der Parathormon-Sensitivität; sicherlich auch die klinischen Ergebnisse zur Osteoporose des Mannes und zur zystischen Fibrose) stimulieren das wissenschaftlichen Interesse an GH und seine mögliche Rolle in der Osteoporosetherapie – und sei es nur für kleinere, gut definierte Patientengruppen. Dennoch bleibt festzuhalten, dass andere Indikationen neben der Hypophysenvorderlappeninsuffizienz für GH im Erwachsenenalter mit Blick auf den Knochenstoffwechsel bzw. die Osteoporose zum jetzigen Zeitpunkt nach den Kriterien der evidenzbasierten Medizin für einen allgemeinen klinischen Einsatz nicht hinreichend begründet sind. Entsprechende

Zulassungen liegen nicht vor und sind auch kurzfristig nicht zu erwarten.

10.1.7. Literatur

1. Abrahamsen B, Hangaard J, Horn HC, Hansen TB, Gregersen G, Hansen-Nord M, Vahl N, Junker P, Andersen M, Hagen C. Evaluation of the optimum dose of growth hormone (GH) for restoring bone mass in adult-onset GH deficiency: results from two 12-month randomized studies. Clin Endocrinol. 2002, 57(2):273-281

2. Ahmad AM, Thomas J, Clewes A, Hopkins MT, Guzder R, Ibrahim H, Durham BH, Vora JP, Fraser WD. Effects of growth hormone replacement on parathyroid hormone sensitivity and bone mineral metabolism. J Clin Endocrinol Metab. 2003 88(6):2860-2868

3. Aloia JF, Zanzi I, Ellis K, Jowsey J, Roginsky M, Wallach S, Cohn SH. Effects of growth hormone in osteoporosis. J Clin Endocrinol Metab 1976a, 43:992-999

4. Aloia JF, Grover RW. Dermal changes in osteoporosis following prolonged treatment with human growth hormone. J Cutan Pathol 1976b, 3:222-231

5. Aloia JF, Vaswani A, Kapoor A, Yeh JK, Cohn SH. Treatment of osteoporosis with calcitonin, with and without growth hormone. Metabolism 1985, 34:124-129

6. Aloia JF, Vaswani A, Meunier PJ, Edouard CM, Arlot ME, Yeh JK, Cohn SH. coherence treatment of postmenopausal osteoporosis with growth hormone and calcitonin. Calcif Tissue Int 1987, 40:253-259

7. Amato G, Carella C, Fazio S, LaMontagna G, Cittadini A, Sabatini D, Marciano-Mone C, Sacca L, Bellastella A. Body composition, body metabolism and heart structure and function in growth hormone (GH)-deficient adults before and after GH replacement therapy at low doses. J Clin Endocrinol Metab 1993, 77:1671-1676

8. Amato G, Izzo G, La Montagna G, Bellastella A. Low dose recombinant human growth hormone normalizes bone metabolism and cortical bone density and improves trabecular bone density in growth hormone deficient adults without causing adverse effects. Clin Endocrinol 1996, 45:27-32

9. Andreassen TT, Oxlund H. The effects of growth hormone on cortical and cancellous bone. J Musculoskelet Neuronal Interact. 2001, 2:49-58.

10. Balducci R, Toscano V, Pasquino AM, Mangiantini A, Municchi G, Armenise P, Terracina S, Prossomariti G, Boscherini B. Bone turnover and bone mineral density in young adult patients with panhypopituarism before and after long-term growth hormone therapy. Eur J Endocrinol 1995, 132:42-46

11. Baum HB, Biller BM, Finkelstein JS, Cannistraro KB, Oppenhein DS, Schoenfeld DA, Michel TH, Wittink H, Klibanski A. Effects of physiologic growth hormone the-

rapy on bone density and body composition in patients with adult-onset growth hormone deficiency. A randomized, placebo-controlled trial. Ann Intern Med. 1996, 125(11):883-890

12. Beshyah SA, Thomas E, Kyd P, Sharp P, Fairney A, Johnston DG. The effect of growth hormone replacement therapy in hypopituitary adults on calcium and bone metabolism. Clin Endocrinol. 1994, 40:383-391

13. Beshyah SA, Kyd P, Thomas E, Fairney A, Johnston DG. The effects of prolonged growth hormone replacement on bone metabolism and bone mineral density in hypopituitary adults. Clin Endocrinol. 1995, 42:249-254

14. Bex M, Abs R, Maiter D, Beckers A, Lamberigts G, Bouillon R. The effects of growth hormone replacement therapy on bone metabolism in adult-onset growth hormone deficiency: a 2-year open randomized controlled multicenter trial. J Bone Miner Res. 2002, 17(6):1081-94.

15. Biermasz NR, Hamdy NA, Pereira AM, Romijn JA, Roelfsema F. Long-term skeletal effects of recombinant human growth hormone (rhGH) alone and rhGH combined with alendronate in GH-deficient adults: a seven-year follow-up study. Clin Endocrinol (Oxf). 2004, 60: 568-575.

16. Bing-You RG, Denis MC, Rosen CJ. Low bone mineral density in adults with previous hypothalamic-pituitary tumors: correlations with serum growth hormone response to GH-releasing hormone, insulin-like growth factor I, and IGF binding protein 3. Calcif Tissue Int 1993, 52:183-187

17. Binnerts A, Swart GR, Wilson JH, Hoogerbrugge N, Pols HAP, Birkenhager JC, Lamberts SWJ. The effect of growth hormone administration in growth hormone deficient adults on bone, protein, carbohydrate and lipid homeostasis as well as on body composition. Clin Endocrinol 1992, 37:79-87

18. Brill KT, Weltman AL, Gentili A, Patrie JT, Fryburg DA, Hanks JB, Urban RJ, Veldhuis JD. Single and combined effects of growth hormone and testosterone administration on measures of body composition, physical performance, mood, sexual function, bone turnover, and muscle gene expression in healthy older men. J Clin Endocrinol Metab. 2002 87(12):5649-57

19. Brixen K, Kassem M, Eriksen EF, Nielsen HK, Flyvbjerg A, Mosekilde L. Growth hormone (GH) and adult bone remodelling: the potential use of GH in treatment of osteoporosis. J pediatr Endocrinol 1993, 6:65-71

20. De Boer H, Blok GJ, van Lingen, A, Teule GJ, Lips P, van der Veen EA. Consequences of childhood-onset growth hormone deficiency for adult bone mass. J Bone Miner Res 1994, 9:1319-1326

21. Degerblad M, Elgindy N, Hall K, Sjöberg H-E, Thoren M. Potent effect of recombinant growth hormone on bone mineral density and body composition in a dults

with panhypopituitarism. Acta Endocrinol 1992, 126: 387-393

22. Degerblad M, Bengtsson BA, Bramnert M, Johnell O, Manhem P, Rosen T, Thoren M. Reduced bone mineral density in adults with growth hormone (GH) deficiency: increased bone turnover during 12 months of GH substitution therapy. Eur J Endocrinol. 1995, 133(2):180-188

23. Dennison EM, Hindmarsh PC, Kellingray S, Fall CH, Cooper C. Growth hormone predicts bone density in elderly women. Bone. 2003, 32(4):434-40

24. Dennison EM, Syddall HE, Rodriguez S, Voropanov A, Day IN, Cooper C; Southampton Genetic Epidemiology Research Group. Polymorphism in the growth hormone gene, weight in infancy, and adult bone mass. J Clin Endocrinol Metab. 2004, 89:4898-4903.

25. Dequeker J, Burssens A, Boullion R. Dynamics of growth hormone secretion in patients with osteoporosis and in patients with osteoarthrosis. Horm Res. 1982, 16:353-356

26. Elgindy N, Grunditz, R, Thoren M, Degerblad M, Sjöberg HE, Ringertz H. Longterm follow-up of metacarpal cortical thickness and bone mineral density in panhypopituitarism. Radiol Diag. 1991, 32:326-330

27. Erdtsieck RJ, Pols, HA, Valk NK, van Ouwerkerk BM, Lamberts SW, Mulder P, Birkenhager JC. Treatment of post-menopausal osteoporosis with a combination of growth hormone and pamidronate: a placebo controled trial. Clin Endocrinol 1995, 43: 557-565

28. Eriksen EF, Kassem M. Brixen K. Growth hormone and insulin-like growth factors as anabolic therapies for osteoporosis. Horm Res 1993, 40:95-98

29. Ernst M, Froesch ER. Growth hormone dependent stimulation of osteoblast-like cells in serum-free cultures via local synthesis of insulin-like growth factor I. Biochem Biophys Res Commun. 1988, 151:142-147

30. Finkenstedt G, Gasser RW, Hofle G, Watfah C, Fridrich L. Effects of growth hormone (GH) replacement on bone metabolism and mineral density in adult onset of GH deficiency: results of a double-blind placebo-controlled study with open follow-up. Eur J Endocrinol. 1997, 136(3):282-9

31. Franco P, Marelli O, Lattuada D, Locatelli V, Cocchi D, Muller EE. Influence of growth hormone on the immunosuppressive effect of prednisolone in mice. Acta Endocrinol Copenh 1990, 123:339-344

32. Gillberg P, Johansson AG, Blum WF, Groth T, Ljunghall S. Growth hormone secretion and sensitivity in men with idiopathic osteoporosis. Calcif Tissue Int. 2001, 68(2):67-73

33. Gillberg P, Mallmin H, Petren-Mallmin M, Ljunghall S, Nilsson AG. Two years of treatment with recombinant human growth hormone increases bone mineral density

in men with idiopathic osteoporosis. J Clin Endocrinol Metab. 2002, 87(11):4900-6

34. Giovannucci E, Pollak M, Platz EA, Willett WC, Stampfer MJ, Majeed N, Colditz GA, Speizer FE, Hankinson SE. Insulin-like growth factor I (IGF-I), IGF-binding protein-3 and the risk of colorectal adenoma and cancer in the Nurses' Health Study. Growth Horm IGF Res. 2000, 10 Suppl A:S30-1

35. Giustina A, Bussi AR, Jacobello C, Wehrenberg WB. Effects of recombinant growth hormone (GH) on bone and intermediary metabolism in patients receiving chronic glucocorticoid treatment with suppressed endogenous GH response to GH-releasing hormone. J Clin Endocrinol Metab 1995, 80:122-129

36. Gomez JM, Gomez N, Fiter J, Soler J. Effects of long-term treatment with GH in the bone mineral density of adults with hypopituitarism and GH deficiency and after discontinuation of GH replacement. Horm Metab Res. 2000, 32(2):66-70

37. Gonnelli S, Cepollaro C, Montomoli M, Gennari L, Montagnani A, Palmierei R, Gennari C. Treatment of postmenopausal osteoporosis with recombinant human growth hormone and salmon calcitonin: a placebo controlled study. Clin Endocrinol 1997, 46:55-61

38. Hansen TB, Brixen K, Vahl N, Jorgensen JO, Christiansen JS, Mosekilde L, Hagen C. Effects of 12 months of growth hormone (GH) treatment on calciotropic hormones, calcium homeostasis, and bone metabolism in adults with acquired GH deficiency: a double blind, randomized, placebo-controlled study. J Clin Endocrinol Metab. 1996, 81(9):3352-9

39. Hardin DS, Ahn C, Prestidge C, Seilheimer DK, Ellis KJ. Growth hormone improves bone mineral content in children with cystic fibrosis. J Pediatr Endocrinol Metab. 2005, 18:589-595.

40. Holmes SJ, Economou G, Whitehouse RW, Adams JE, Shalet SM. Reduced bone mineral density in patients with adult-onset growth hormone deficiency. J Clin Endocrinol Metab. 1994, 78:669-674

41. Holmes SJ, Whitehouse RW, Swindell R, Economou G, Adams JE, Shalet SM. Effect of growth hormone replacement on bone mass in adults with adult onset growth hormone deficiency. Clin Endocrinol. 1995, 42 (6):627-33

42. Johannsson G, Rosen T, Bosacus I, Sjöström L, Bengtsson B-A. Two years growth hormone (GH) treatment increases bone mineral content and density in hypopituitary patients with adult-onset GH deficiency. J Clin Endocrinol Metab. 1996, 81:2865-2873

43. Johannsson G, Marin P, Lonn L, Ottosson M, Stenlof K, Bjorntorp P, Sjostrom L, Bengtsson BA. Growth hormone treatment of abdominally obese men reduces abdominal fat mass, improves glucose and lipoprotein metabolism, and reduces diastolic blood pressure. J Clin Endocrinol Metab. 1997, 82:727-34

44. Kamel HK. Male osteoporosis: new trends in diagnosis and therapy. Drugs Aging. 2005, 22:741-748.

45. Kann P, Piepkorn B, Schehler B, Piepenburg R, Lotz, J. Bockisch A, Prellwitz W, Beyer J. Replacement therapy with recombinant human growth hormone (GH) in GH-deficient adults: effects on bone metabolism and bone mineral density in a 2-year prospective study. Endocrinol Metab. 1995a, 2:103-110

46. Kann P, Schulz U, Klaus D, Piepkorn B, Beyer J. In vivo investigation of material quality of bone tissue by measuring apparent phalangeal ultrasound transmission velocity. Clin Rheumatol. 1995b, 14:26-34

47. Kann P, Piepkorn B, Schehler B, Andreas J, Lotz J, Prellwitz W, Beyer J. Effect of long-term treatment with GH on bone metabolism, bone mineral density and bone elasticity in GH-deficient adults. Clin Endocrinol. 1998, 48(5):561-8

48. Kann PH. Wachstumshormon, Knochenstoffwechsel und Osteoporose beim Erwachsenen. Dtsch Med Wochenschr. 2004, 129:1390-1394.

49. Kann PH. Clinical effects of growth hormone on bone: a review. Aging Male. 2004, 7:290-296.

50. Kassem M, Brixen K, Blum W, Mosekilde I, Eriksen EF. No evidence for reduced spontaneous or growth hormone stimulated serum levels of insulin-like growth factor (IGF)-1, IGP-II or IGF binding protein 3 in women with spinal osteoporosis. Eur J Endocrinol. 1994a, 131: 150-155

51. Kassem M, Brixen K, Mosekilde I, Eriksen EF. Human marrow stromal osteoblast-like cells do not show reduced responsiveness to in vitro stimulation with growth hormone in patients with postmenopausal osteoporosis. Calcif Tissue Int 1994b, 54:1-6

52. Kassem M, Brixen K, Blum W, Mosekilde I, Eriksen EF. Normal osteoclastic and osteoblastic response to exogenous growth hormone in patients with postmenopausal spinal osteoporosis. J Bone Miner Res 1994c, 9:1365-1370

53. Kasukawa Y, Miyakoshi N, Mohan S. The anabolic effects of GH/IGF system on bone. Curr Pharm Des. 2004, 10:2577-2592.

54. Kaufman JM, Taelman P, Vermeulen A, Vandeweghe M. Bone mineral status in growth hormone deficient males with isolated and multiple pituitary deficiencies of childhood onset. J Clin Endocrinol Metab 1992, 74:118-123

55. Kruse HP, Kuhlencordt F. On an attempt to treat primary and secondary osteoporosis with human growth hormone. Horm Metab Res 1975, 7:488-491

56. Kuebler A, Schulz G, Schmidtmann I, Cordes U, Beyer J, Krause U. Measurement of bone mineral density at the distal forearm of healthy men and women using single-photon absorptiometry. Nuc Compact 1991, 22:47-50

57. Kurland BS, Chan PK, Rosen CJ, Bilezikian JP. Normal growth hormone secretory reserve in men with idiopathic osteoporosis and reduced circulating levels of insulin-like growth factor-I. J Clin Endocrinol Metab. 1998, 83:2576-2579

58. Legroux-Gerot I, Vignau J, Collier F, Cortet B. Bone loss associated with anorexia nervosa. Joint Bone Spine. 2005, 72:489-495

59. Li G, Zeng M. Relation of serum growth hormone and estradiol levels and osteoporosis in postmenopausal women. Chung Hua Tsa Chin Taipei 1990, 70:16-19

60. Maor G, Hochberg Z, Von der Murk K, Heinegard D, Silberman MM. Human growth hormone enhances chondrogenesis and osteogenesis in a tissue culture system of chondro-progenitor cells. Endocrinol. 1992, 125: 1239-1245

61. Mucci LA, Tamimi R, Lagiou P, Trichopoulou A, Benetou V, Spanos E, Trichopoulos D. Are dietary influences on the risk of prostate cancer mediated through the insulin-like growth factor system? BJU Int. 2001,87(9): 814-20

62. Nishiyama K, Sugimoto T, Kaji H, Kanatani M, Kobayashi T, Chihara K. Stimulatory effect of growth hormone on bone resorption and osteoclast differentiation. Endocrinol. 1996, 137:35-41

63. Niu T, Rosen CJ. The insulin-like growth factor-I gene and osteoporosis: a critical appraisal. Gene. 2005, 361:38-56.

64. O'Halloran DM, Tsatsoulis A, Whitehouse RW, Holmes SJ, Adams J, Shalet SM. Increased bone density after recombinant human growth hormone (GH) therapy in adults with isolated GH deficiency. J Clin Endocrinol 1993, 76:1344-1348

65. Odame I, Duckworth J, Talsma D, Beaumont L, Furlong W, Webber C, Barr R. Osteopenia, physical activity and health-related quality of life in survivors of brain tumors treated in childhood. Pediatr Blood Cancer. 2005, Epub

66. Ohlsson C, Bengtsson BA, Isaksson OG, Andreassen TT, Slootweg MC. Growth Hormone and bone. Endocr. Rev 1998 10:55-79

67. Ortoft G, Oxlund H. Qualitative alterations of cortical bone in female rats after long-term administration of growth hormone and glucocorticoid. Bone 1996, 18: 581-590

68. Ott SM, Aitken ML. Osteoporosis in patients with cystic fibrosis. Clin Chest Med. 1998, 19:555-567

69. Papanicolaou DA, Wilder RL, Manolagos SC, Chrousos GP. The pathophysiologic roles of interleukin-6 in human disease. Ann Intern Med. 1998, 128:127-137

70. Patel MB, Arden NK, Masterson LM, Phillips DI, Swaminathan R, Syddall HE, Byrne CD, Wood PJ, Cooper C, Holt RI; Hertfordshire Cohort Study Group. Investigating the role of the growth hormone-insulin-like growth factor (GH-IGF) axis as a determinant of male bone mineral density (BMD). Bone. 2005, 37:833-841.

71. Rhee EJ, Oh KW, Lee WY, Kim SW, Oh ES, Baek KH, Kang MI, Park CY, Choi MG, Yoo HJ, Park SW. Age, body mass index, current smoking history, and serum insulin-like growth factor-I levels associated with bone mineral density in middle-aged Korean men. J Bone Miner Metab. 2004, 22:392-398.

72. Rico H, Del-Rio A, Vila T, Patino R, Carrera F, Espinos D. The role of growth hormone in the pathogenesis of postmenopausal osteoporosis. Arch Intern Med 1979, 139:1263-1265

73. Rivadeneira F, Houwing-Duistermaat JJ, Vaessen N, Vergeer-Drop JM, Hofman A, Pols HA, Van Duijn CM, Uitterlinden AG. Association between an insulin-like growth factor I gene promoter polymorphism and bone mineral density in the elderly: the Rotterdam Study. J Clin Endocrinol Metab. 2003, 88:3878-3884.

74. Rivadeneira F, Houwing-Duistermaat JJ, Beck TJ, Janssen JA, Hofman A, Pols HA, Van Duijn CM, Uitterlinden AG. The influence of an insulin-like growth factor I gene promoter polymorphism on hip bone geometry and the risk of nonvertebral fracture in the elderly: the Rotterdam Study. J Bone Miner Res. 2004, 19:1280-1290.

75. Rosen T, Hansson T, Granhed H, Szucs J, Bengtsson B-A. Reduced bone mineral content in adult patients with growth hormone deficiency. Acta Endocrinol 1993, 129:201-206

76. Rosen T, Wilhelmsen L, Landin-Wilhelmsen K, Lappas G, Lindstedt G, Wilske J, Bengtsson B.A. Increased fracture rate in adults with growth hormone deficiency. Endocrinol Metab. 1996, 3:121

77. Rubin CD. Southwestern internal medicine conference: growth hormone - aging and osteoporosis. Am J Med. Sci 1993, 305:120-129

78. Rudman D, Feller AG, Nagraj HS, Gergans GA, Lalitha PY, Goldberg AF, Schlenker RA, Cohn L, Rudman IW, Mattson DE. Effects of human growth hormone in men over 60 years old. N Engl J Med. 1990, 5;323(1):1-6

79. Saaf M, Hilding A, Thoren M, Troell S, Hall K. Growth hormone treatment of osteoporotic postmenopausal women - a one year placebo-controlled study. Eur J Endocrinol 1999, 140:390-399

80. Sartorio A, Conti, A, Monzani M. New markers of bone and collagen turnover in children and adults with

growth hormone deficiency. Postgraduate Med J. 1993, 69:846-850

81. Shalet SM, Shavrikova E, Cromer M, Child CJ, Keller E, Zapletalova J, Moshang T, Blum WF, Chipman JJ, Quigley CA, Attanasio AF. Effect of Growth Hormone (GH) Treatment on Bone in Postpubertal GH-deficient Patients: A 2-Year Randomized, Controlled, Dose-Ranging Study. J Clin Endocrinol Metab. 2003, 88(9): 4124-4129

82. Shaneyfelt T, Husein R, Bubley G, Mantzoros CS. Hormonal predictors of prostate cancer: a meta-analysis. J Clin Oncol. 2000, 18(4):847-53

83. Slootweg MC, van Buul-Offers SC, Herrmann-Erlec MPM, van der Meer JM, Duursma SA. Growth hormone is mitogenic for fetal mouse osteoblasts but not for undifferentiated bone cells. J Endocrinol. 1988, 116: R11-R13

84. Sneppen SB, Hoeck HC, Kollerup G, Sorensen OH, Laurberg P, Feldt-Rasmussen U. Bone mineral content and bone metabolism during physiological GH treatment in GH-deficient adults - an 18-month randomised, placebo-controlled, double blinded trial. Eur J Endocrinol. 2002, 146(2):187-195

85. Sneppen SB, Steensgaard-Hansen F, Feldt-Rasmussen U. Cardiac effects of low-dose growth hormone replacement therapy in growth hormone-deficient adults. An 18-month randomised, placebo-controlled, double-blind study. Horm Res. 2002, 58(1):21-29

86. Stracke H, Schulz A, Moeller D, Rossol S, Schatz H. Effect of growth hormone on osteoblasts and demonstration of somatomedin-C IGF-1 in bone organ culture. Acta Endocrinol 1984, 107:16-24

87. Sugimoto T, Nakaoka D, Nasu M, Kanzawa M, Sugishita T, Chihara K. Effect of recombinant human growth hormone in elderly osteoporotic women. Clin Endocrinol. 1999, 51(6):715-24

88. Sugimoto T, Kaji H, Nakaoka D, Yamauchi M, Yano S, Sugishita T, Baylink DJ, Mohan S, Chihara K. Effect of low-dose of recombinant human growth hormone on bone metabolism in elderly women with osteoporosis. Eur J Endocrinol. 2002, 147(3):339-48

89. Swolin-Eide D, Nilsson A, Ohlsson C. Cortisol increases growth hormone-receptor expression in human osteoblast-like cells. J Endocrinol 1998, 156:99-105

90. Tanaka H, Seino Y. Does growth hormone treatment prevent corticosteroid-induced osteoporosis? Bone 1996, 18:493-494

91. Tanriverdi F, Unluhizarci K, Kula M, Guven M, Bayram F, Kelestimur F. Effects of 18-month of growth hormone (GH) replacement therapy in patients with Sheehan's syndrome. Growth Horm IGF Res. 2005, 15:231-237.

92. Vandeweghe M, Taelman P, Kaufman JM. Short and long-term effects of growth hormone treatment on bone turnover and bone mineral content in adult growth hormone-deficient males. Clin Endocrinol. 1993, 39:409-415

93. White HD, Ahmad AM, Durham BH, Patwala A, Whittingham P, Fraser WD, Vora JP. Growth hormone replacement is important for the restoration of parathyroid hormone sensitivity and improvement in bone metabolism in older adult growth hormone-deficient patients. J Clin Endocrinol Metab. 2005, 90:3371-3380.

94. Whitehead HM, Boreham C, Mellrath EM, Sheridan B, Kennedy L, Atkinson AB, Hadden DR. Growth hormone treatment of adults with growth hormone deficiency: results of a 13-month placebo controlled crossover study. Clin Endocrinol. 1992, 36:45-52

95. Wüster C, Slenczka E, Ziegler R. Increased prevalence of osteoporosis and arteriosclerosis in conventionally substituted anterior pituitary insufficiency: need for additional growth hormone substitution? Klin Wochenschr. 1991, 69:769-773

96. Wüster C, Abs R, Bengtsson BA, Bennmarker H, Feldt-Rasmussen U, Hernberg-Stahl E, Monson JP, Westberg B, Wilton P; KIMS Study Group and the KIMS International Board. Pharmacia & Upjohn International Metabolic Database. The influence of growth hormone deficiency, growth hormone replacement therapy, and other aspects of hypopituitarism on fracture rate and bone mineral density. J Bone Miner Res. 2001, 16(2): 398-405

10.2. RANK-Ligand-Inhibierung als therapeutisches Prinzip

10.2.1. Einleitung

Die im klinischen Alltag häufigsten Osteoporoseformen entstehen aufgrund einer exzessiv gesteigerten osteoklastären Knochenresorption. Für die Entwicklung neuer kausaler Therapiemöglichkeiten ist deshalb das Verständnis sowie die weitere Erforschung der Osteoklasten-Zellbiologie von größter Bedeutung. Für die pathologisch gesteigerte Knochenresorption kann es verschiedene Ursachen geben. Mögliche Störungen können in der Entstehung (Osteoklastendifferenzierung aus den Vorläuferzellen) und in der Aktivität (Fusionstörung, Hemmung Apoptoseinduktion) der Osteoklasten auftreten. Das RANK/RANKL/OPG-System ist in seiner Intaktheit für ein ausgeglichenes *bone remodeling* verantwortlich und damit der Garant einer stabilen Knochenstruktur.

Die seit 1997 erfolgte und immer weiterschreitende Entdeckung und Charakterisierung der für die Osteoklastenzellbiologie essentiellen Zytokine

- RANKL (*receptor activator of nuclear factor κB ligand*) [1]
- seines Rezeptors (*receptor activator of nuclear factor κB*) RANK [2] und
- seines Rezeptorantagonisten Osteoprotegerin (OPG, ein Decoy-Rezeptor der TNFR-Familie, der RANKL bindet) [3-5]

führte zu einem neuen Verständnis und molekularen Konzept des Knochenstoffwechsels [6]. RANKL und OPG als Agonist und Antagonist innerhalb eines Signaltransduktionssystemes sind die kontrollierenden Schlüsselfaktoren in der Regulation der Differenzierung, Fusion, Aktivierung und Induktion von Apoptose der Osteoklasten. RANKL und OPG sind Sekretionsprodukte von mesenchymalen Zellen der osteogenen Differenzierungsreihe. Beide werden durch Hormone und Signalgeber des Knochenstoffwechsels wie Estradiol und Vitamin D-Hormon moduliert [7]. RANKL steigert die Anzahl und die Aktivität funktionsfähiger Osteoklasten durch die Aktivierung des osteoklastären Rezeptors RANK und steigert damit die Knochenresorption, während OPG durch die Neutralisierung von RANKL die Knochenresorption hemmt. OPG bindet gleichzeitig TRAIL (TNF-*related apoptosis-inducing ligand*), einen TNF-verwandten Liganden, welcher Apoptose induzieren kann [8]. Darüber hinaus wird RANKL von aktivierten T-Zellen und dendritischen Zellen exprimiert. *Knockout*-Mäuse für RANKL zeigen eine Osteopetrose und gleichzeitig fehlende Lymphknotenentwicklung. *Knockout*-Mäuse für die 1-Alpha-Hydroxylase (das Vitamin D-aktivierende Enzym) weisen Rachitis auf und gleichzeitig dystope Lymphknoten-Entwicklung und Veränderung der T-Zell-Populationen. Dies zeigt die enge Verknüpfung des Knochenstoffwechsels mit dem Immunsystem.

Weitere umfangreiche molekular- und zellbiologische Untersuchungen belegen, dass sich verschiedene Knochenerkrankungen des Menschen (Osteoporose, rheumatoide Arthritis, multiples Myelom) auf Störungen des OPG/RANKL/RANK-Systems zurückführen lassen [6].

Die Entdeckung von RANKL als Schlüsselregulator der Osteoklastenaktivität führt zu einem neuen

Therapieansatz. Bisherige Studien zeigten, dass Denusomab, ein hoch-spezifischer anti-RANKL-Antikörper, das Ausmaß der Knochenresorption schnell und maßgeblich reduziert. Die Pharmakokinetik des Antikörpers erlaubt die subkutane Gabe und die Dosierung auf eine Applikation im 6-monatigen Intervall. Die RANKL-Inhibierung scheint ein vielversprechende neue Behandlungsoption bei Osteoporose und anderen Knochenstoffwechselerkrankungen zu sein. Aktuelle klinische Studien prüfen die Effektivität von Denusomab auf Reduktion des Frakturrisikos, Verträglichkeit und Sicherheit.

In diesem Kapitel wird der aktuelle Stand zur Bedeutung des OPG/RANKL/RANK-Systems in der Pathogenese verschiedener Osteoporoseformen dargestellt. Die Bedeutung des OPG/RANKL/RANK-Systems für die Entstehung dieser Erkrankungen wird auf der Basis von *in vitro*-Untersuchungen, tierexperimenteller und klinisch-epidemiologischer Studien diskutiert.

Aktuelle Aspekte von *in vivo*-Untersuchungen zur RANKL-Inhibition als medikamentöse Therapie einer juvenilen Osteonekrose werden ebenfalls dargestellt. Weiterhin liegen Erfahrungen und Ergebnisse aus Therapiestudien vor, die im folgenden kurz dargestellt werden sollen. Außerdem werden mögliche therapeutische Perspektiven einer RANKL-Blockade bei benignen und malignen Knochenerkrankungen aufgezeigt.

10.2.2. RANKL/OPG im pathologischen Knochenstoffwechsel

■ Postmenopausale Osteoporose

Fest steht die zentrale Rolle des Estrogenmangels in der Pathogenese der postmenopausalen Osteoporose. Folgen des Estrogenmangels sind die erhöhte Knochenresorption und der Knochenmineraldichteverlust. 17β-Estradiol steigerte in undifferenzierten mesenchymalen Stromazellen [9] und reifen Osteoblasten [7, 10], die stabil mit dem Estrogenrezeptor (ER)-β transfiziert worden waren, die OPG-Genexpression und -Proteinsekretion durch einen transkriptionellen Mechanismus [9]. Auch Phyto-Estrogene, wie beispielsweise Genistein können durch einen ER-β-vermittelten Mechanismus in Osteoblasten die OPG-Produktion steigern [10, 12-14] und gleichzeitig die RANKL-Genexpression reduzieren [12], was zu einer Hemmung der Osteoklastogenese führt [12]. Ähnliche Effekte mit einer Steigerung der OPG-Produktion [13,14] und einer Hemmung der RANKL-Produktion [15] ergaben sich auch bei der Untersuchung des selektiven ER-Modulators Raloxifen [16]. Ferner führt 17β-Estradiol durch Repression der Aktivität der c-jun-N-terminalen Kinase (JNK), eines wichtigen Bestandteils der RANK-Signalkaskade, zu einer geringeren Ansprechbarkeit des Rezeptors RANK gegenüber seinem Liganden RANKL [17,18].

Postmenopausale Frauen weisen im Vergleich zu Frauen vor der Menopause oder postmenopausalen Frauen mit Estrogenersatztherapie eine erhöhte RANKL-Expression auf Knochenmarkstromazellen und Lymphozyten auf, und die RANKL-Expression korrelierte positiv mit Knochenresorptionsmarkern und negativ mit den 17β-Estradiol-Serumspiegeln [19].

In einer klinischen Untersuchung von OPG-Serumkonzentrationen bei 180 postmenopausalen Osteoporosepatientinnen [20] konnten eine positive Korrelation zwischen den Serumkonzentrationen von OPG und 17β-Estradiol, eine negative Korrelation zwischen den Serumkonzentrationen von OPG und den biochemischen Markern des Knochenstoffwechsels und eine signifikante positive Korrelation zwischen den Serumkonzentrationen von OPG und der Knochendichte nachgewiesen werden.

Glucocorticoid-induzierte Osteoporose

Im Rahmen einer systemischen Glucocorticoid-Therapie kommt es durch eine gleichzeitige Hemmung der Knochenbildung und einer Steigerung der Knochenresorption zu einem rasch einsetzenden, schweren Knochenverlust [21-23], der sich in einer Reduktion der Knochenmineraldichte und Erhöhung des Frakturrisikos manifestieren kann. Mehrere Arbeitsgruppen zeigten übereinstimmend, dass Glucocorticoide in humanen Osteoblasten und die Osteoblastenzelllinien die OPG-mRNA-Expression und -Proteinsekretion supprimieren und gleichzeitig die RANKL-mRNA-Expression hochregulieren [22-26].

Weiterhin supprimieren Glucocorticoide die OPG-Produktion in humanen Fibroblasten [25]. Ausserdem konnte gezeigt werden, dass Dexamethason und Prednisolon in humanen Osteblasten

die OPG-Produktion inhibieren und die RANKL-Produktion erhöhen, was zu einem erhöhten RANKL/OPG-Quotienten führte. Glucocorticoide stimulieren ebenso Osteoblasten zur M-CSF (*macrophage colony-stimulating factor*)-Produktion, einem wichtigen Cofaktor der Osteoklastogenese [27].

Verschiedene klinische Arbeiten bestätigten, dass die OPG-Serumkonzentrationen während einer systemischen Glucocorticoid-Therapie sinken. Eine kurzzeitige Glucocorticoid-Therapie reduzierte bei Patienten mit Nierenerkrankungen die OPG-Serumspiegel um etwa 30 % [28]. Eine weitere Studie zeigte bei Patienten mit chronischer Glomerulonephritis unter einer 6-monatigen Glucocorticoid-Therapie eine verminderte Knochenmineraldichte der Lendenwirbelsäule, erniedrigte OPG-Serumkonzentrationen und erhöhte Knochenresorptionsmarker [29]. Bei 25 Patienten mit aktivem Morbus Crohn führte eine 3-monatige hochdosierte Glucocorticoid-Therapie zu einer passageren Hemmung der Osteocalcin- und OPG-Serumkonzentrationen [30].

Multiples Myelom

Das multiple Myelom ist charakterisiert durch einen osteolytischen Befall der Knochen, der zu starken Schmerzen, Spontanfrakturen und zur Hypercalcämie führt. Myelomzellen stören das Knochenmarksmikromilieu nachhaltig, sodass das Gleichgewicht aus Osteogenese und Osteolyse im Rahmen des RANK/RANKL/OPG-Systems in Richtung Osteolyse abgleitet. Syndecan-1 (SDC1), ein transmembranes Heparansulfatproteoglycan auf Myelomzellen, sequestriert OPG und kann zu Internalisierung und Abbau von OPG in Myelomzellen führen. So wird OPG lokal im Knochen und Knochenmarkkompartment inaktiviert, was zu den niedrigen OPG-Serumspiegeln bei Patienten mit fortgeschrittenem multiplen Myelom führt [31].

Weiterhin induzieren Myelomzellen durch die Beeinflussung der Knochenmarksstromazellen – der Hauptquelle für OPG und RANKL im Knochenmark – ein Ungleichgewicht im OPG/RANKL-System [31, 32]. Mechanismen hierbei sind die Sekretion von Dickkopf-1, die die RANKL-Expression mesenchymaler Stromazellen steigert und die OPG-Produktion zu senkt. Somit erhöht sich der RANKL/OPG-Quotient, was zur erhöhten Rekrutierung der Osteoklasten innerhalb der Myelomzellinfiltrate [32] führt. Myelomzellen exprimieren direkt RANKL, dies korreliert positiv mit der Zahl osteolytischer Läsionen [31]. Des Weiteren können Myelomzellen durch zelluläre Expression des Proteoglykans Syndecan-1 OPG binden, internalisieren und lysosomal degradieren.

10.2.3. Therapeutische Implikationen der RANKL-Blockade

■ Präklinische Ergebnisse im Rahmen von Tiermodellen

Die Gabe von RANKL führte bei Mäusen zu einer gesteigerten Osteoklastogenese, einem rapiden Knochenmasseverlust und einer schweren Hypercalcämie [1], die Deletion des RANKL-Gens war von einem Fehlen reifer Osteoklasten und einer Osteopetrose gekennzeichnet [33]. Auch die Deletion des RANK-Gens ergab einen Phänotyp, der dem der RANKL-defizienten Mäuse ähnelte [34].

Die transgene Überexpression von OPG oder die Gabe von OPG-Protein war imstande, die Osteoklastogenese und die Knochenresorption deutlich zu hemmen, was zu einem osteopetrotischen Phänotyp führte [3]. Die Deletion des OPG-Gens hingegen steigerte die Osteoklastogenese und die Knochenresorption und verursachte eine massive Osteoporose [35].

In verschiedenen Tiermodellen humaner Erkrankungen konnte die Gabe von OPG-Fusionsprotein oder löslichem RANK, die beide RANKL neutralisieren können, die Knochenresorption und den Knochenmasseverlust schnell und effektiv hemmen. Dazu zählten Modelle der postmenopausalen Osteoporose [3], der Peridontitis [36], des multiplen Myeloms [32], der Tumor-assoziierten humoralen Hypercalcämie [37] sowie verschiedener osteolytischer und osteoblastischer Knochenmetastasen unterschiedlicher Primärtumoren [38–40]. Lymphozyten und synoviale Fibroblasten exprimieren ebenso RANKL und dies könnte den Knochenverlust bei inflammatorischen Prozessen vermitteln [41, 42]. Die Exprimierung von RANK und RANKL durch Lymphozyten und Endothelzellen könnte in der Pathogenese von kardiovaskulären Erkrankungen und der Immunfunktion eine wichtige Rolle spielen [43].

■ Juvenile Hüftkopfnekrose (Morbus Legg-Calve-Perthes)

Der Morbus Legg-Calve-Perthes ist eine juvenile idiopathische aseptische Osteochondrose der Femurkopfepiphyse, die als Folge einer irreversiblen ischämischen Schädigung innerhalb von 2-4 Jahren in einem Verlauf von 4 Stadien unbehandelt im ungünstigsten Fall mit der Folge einer dauerhaften Femurkopfdeformität und unterschiedlich ausgeprägten Präarthrose des Hüftgelenkes ausheilt. Die Entwicklung dieser Femurkopfdeformität ist eng mit dem ossären Reparaturmechanismus assoziiert, der durch die verstärkte Knochenresorption zur Fragmentierung und Kollaps des Femurkopfes führt. Neue Untersuchungen am Tiermodell (chirurgische Induktion einer ischämischen Osteonekrose) konnten ein neues Therapiekonzept zum Erhalt der Intaktheit des Femurkopfes nach ischämischer Osteonekrose durch Blockade der Interaktion zwischen RANK und RANKL durch OPG-Gabe überprüfen. Die Ergebnisse zeigen, dass es nicht nur zu einer Reduktion der Knochenresorption, sondern auch zur Verhinderung der Ausbildung einer Femurkopfdeformität im Verlauf nach ischämischer Osteonekrose und Vollbelastung unter der Behandlung mit einer RANKL-Inhibition kommt. Im Vergleich zu den etablierten aufwändigen Operationsverfahren (intertochantäre Varisationsosteomie IVO, Beckenosteotomie BO nach Salter, Kombination aus IVO und BO im Sinne eines Supercontainments [44]) wäre somit eine mögliche medikamentöse Behandlung für die jungen Patienten die schonendere Behandlungsmethode. Des Weiteren stellte sich der Effekt auf die Knochenresorption von RANKL-Inhibitioren als reversibel dar, da sie nicht am Knochen binden. So scheint ein ca. 2-jähriger Behandlungszeitraum in den Kondensations- und Fragmentiatsnphase dieser kindlichen Knochenerkrankung ohne mögliche Folgeschäden möglich zu sein [45].

10.2.4. Klinische Ergebnisse der RANKL-Inhibitoren

Die positiven Ergebnisse der präklinischen Versuche bildeten die Basis für die Konzeption und Durchführung klinischer Studien zum Einfluß einer RANKL-Blockade. Dies ist durch zwei Therapiemöglichkeiten momentan untersucht: Inhibierung von RANKL durch Osteoprotegerin oder

durch einen Anti-RANKL-Antikörper Denusomab (vormals AMG 162 genannt).

■ Osteoprotegerin

Zwei randomisierte placebokontrollierte Studien
untersuchten den Kurzzeiteffekt einer einzigen
subkutanen Injektion eines OPG-Fc-Fusions-
proteins auf biochemische Marker des Knochenumsatzes [46, 47]. In einer Studie an Frauen mit
postmenopausaler Osteoporose über 84 Tage
führte die Gabe von OPG zu einer ausgeprägten
und anhaltenden Suppression biochemischer
Marker der Knochenresorption und -formation
[46]. Diese Studien zeigten die klinisch messbaren
Effekte, die die Inhibition von RANKL durch seinen natürlichen Inhibitor OPG bewirkte. In der
Diskussion verbleibt der unkalkulierbare Effekt
der potentiellen Immunogenität, was zur Ausbildung von Autoantikörpern und damit zu uner-
warteten Auswirkungen auf das Skelett bei einer
möglichen OPG-Resistenz [48] führen kann. Eine
weitere Studie verglich die Effekte einer einzelnen
Gabe von OPG mit einer Pamidronat-Gabe bei Patienten mit multiplen Myelom und Frauen mit
skeletal metastasiertem Mammakarzinom über einen Zeitraum von 8 Wochen [47]. Der Resorptionsmarker N-Telopeptid wurde durch die OPG-
Gabe um 74 % (Mammakarzinom) bzw. 47 %
(Myelom) reduziert, was in der Größenordnung
der Pamidronat-Therapie lag. Diese beiden Studien waren *"proof of principle"*, dass eine RANKL-
Blockade auch bei Knochenerkrankungen des
Menschen effektiv die Knochenresorption hemmen kann.

■ Anti-RANKL-Antikörper: Denusomab

Eine Weiterentwicklung dieser Strategie stellt Denosumab dar, ein humaner monoklonaler Antikörper gegen RANKL. Denusomab bindet mit hoher Affinität an humanen RANKL und blockiert
somit die Bindung zwischen RANK und RANKL.
Denosumab bietet gegenüber dem OPG-Fusionsprotein wichtige Vorteile: Es hat eine höhere Spezi-
fität für RANKL, eine längere Halbwertheit (subkutane Gabe alle 6 Monate) und induziert keine
Autoantikörper [49]. Denosumab führte zu einer
raschen, ausgeprägten und nachhaltigen Suppression biochemischer Knochenumsatzparameter
[49] und einem Anstieg der Knochendichte bei
Frauen mit postmenopausaler Osteoporose, was in
einer Phase I-Studie nachgewiesen werden konnte.

Ermutigt durch diese Ergebnisse wurde in einer
randomisierten, doppelblinden, placebokontrollierten Phase II-Dosisfindungs-Studie an 412 postmenopausalen Frauen mit erniedrigter Knochenmineraldichte die Effekte von Denosumab auf die
Knochenmineraldichte der Lendenwirbelsäule
untersucht [48]. Diese Studie wurde für einen
Zeitraum von 2 Jahren angelegt. Bereits in den 1-
Jahres-Ergebnissen konnte in den DXA-Messungen der LWS in allen Behandlungsgruppen außer
in der niedrig dosierten (14 mg) ein ähnlich deutlicher Anstieg der Knochenmineraldichte von
durchschnittlich 4,6 % beobachtet werden. Die Ergebnisse nach 2 Jahren bestätigten die vorherigen
Ergebnisse [50], ohne negative Auswirkungen auf
Verträglichkeit oder Sicherheit zu zeigen.

Mehrere Phase III-Studien evaluieren derzeit die
Effekte von Denosumab auf die Knochendichte
und Frakturreduktion bei verschiedenen benignen
und malignen Indikationen.

Die Inhibition von RANKL mittels eines spezifischen Antikörpers greift signifikant in den Knochenstoffwechsel ein und scheint ein viel verspre-
chendes Therapiekonzept für die Behandlung der
Osteoporose und anderer Erkrankugen des Knochenstoffwechsels, die durch einen erhöhten Kno-
chenumsatz gekennzeichnt sind, zu sein.

10.2.5. Literatur

1. Lacey DL, Timms E, Tan H-L, et al. Osteoprotegerin
(OPG) ligand is a cytokine that regulates osteoclast differentiation and activation. Cell 1998; 93: 165-76.

2. Li J, Sarosi I, Yan X-Q, et al. RANK is the intrinsic he-
matopoietic cell surface receptor that controls osteoclastogenesis and regulation of bone mass and calcium metabolism. Proc Natl Acad Sci (USA) 2000; 97: 1566-71.

3. Simonet WS, Lacey DL, Dunstan CR, et al. Osteoprotegerin: a novel secreted protein involved in the regulation of bone density. Cell 1997; 89: 309-19.

4. Roodman G. Cell biology of the osteoclast. Review.
Exp Hematol. 1999 Aug;27(8):1229-41.

5. Aubin JE, Bonnelye E. Osteoprotegerin and its ligand:
a new paradigm for regulation of osteoclastogenesis and
bone resorption. Review. Osteoporos Int. 2000;11(11):
905-13.

6. Teitelbaum SL. Bone resorption by osteoclasts.
Science 2000; 289: 1504-8.

7. Hofbauer LC, Khosla S, Dunstan CR, Lacey DL, Spelsberg TC, Riggs BL. Estrogen stimulates gene expression

and protein production of osteoprotegerin in human osteoblastic cells. Endocrinology 1999; 140: 4367-70

8. Emery JG, McDonnell B, Burke MB Deen Kc, Lyn S, Silverman C, Dul E, Appelbaum ER, Eichman C, DiPrinzio R, Dodds RA, James IE, Rosenberg M, Lee JC, Young PR. Osteoprotegerin is a receptor for the cytotoxic ligand TRAIL. J Biol Chem. 1998 Jun 5;273(23):14363-7

9. Saika M, Inoue D, Kido S, Matsumoto T. 17beta-Estradiol stimulates expression of osteoprotegerin by a mouse stromal cell line, ST-2, via estrogen receptor-alpha. Endocrinology 2001; 142: 2205-12.

10. Michael H, Harkonen PL, Vaananen HK, Hentunen TA. Estrogen and testosterone use different cellular pathways to inhibit osteoclastogenesis and bone resorption. J Bone Miner Res 2005; 20: 2224-2232

11. Chen XW, Garner SC, Anderson JJ. Isoflavones regulate interleukin-6 and osteoprotegerin synthesis during osteoblast cell differentiation via an estrogen-receptor-dependent pathway. Biochem Biophys Res Commun 2002; 295: 417-22.

12. Yamagishi T, Otsuka E, Hagiwara H. Reciprocal control of expression of mRNAs for osteoclast differentiation factor and OPG in osteogenic stromal cells by genistein: Evidence for the involvement of topoisomerase II in osteoclastogenesis. Endocrinology 2001; 142: 3632-7.

13. Viereck V, Gründker C, Blaschke S, Siggelkow H, Emons G, Hofbauer LC. Phytoestrogen genistein stimulates the production of osteoprotegerin by human trabecular osteoblasts. J Cell Biochem 2002; 84: 725-35.

14. Chen X, Garner SC, Quarles LD, Anderson JJ. Effects of genistein on expression of bone markers during MC3T3-E1 osteoblastic cell differentiation. J Nutr Biochem 2003; 14: 342-9.

15. Cheung J, Mak YT, Papaioannou S, Evans BA, Fogelman I, Hampson G. Interleukin-6 (IL-6), IL-1, receptor activator of nuclear factor ?B ligand (RANKL) and osteoprotegerin production by human osteoblastic cells: comparison of the effects of 17?-oestradiol and raloxifene. J Endocrinol 2003; 177: 423-33

16. Viereck V, Gründker C, Blaschke S, et al. Raloxifene concurrently stimulates osteoprotegerin and inhibits interleukin-6 production by human trabecular osteoblasts. J Clin Endocrinol Metab 2003; 88: 4206-13.

17. Shevde NK, Bendixen AC, Dienger KM Pike JW. Estrogens suppress RANK ligand-induced osteoclast differentiation via a stromal cell independent mechanism involving c-Jun repression. Proc Natl Acad Sci (USA) 2000; 97: 7829-34.

18. Srivastava S, Toraldo G, Weitzmann MN, Cenci S, Ross FP, Pacifici R. Estrogen decreases osteoclast formation by down-regulating receptor activator of NF-?B li-

gand (RANKL)-induced JNK activation. J Biol Chem 2001; 276: 8836-40.

19. Eghbali-Fatourechi G, Khosla S, Sanyal A, Boyle WJ, Lacey DL, Riggs BL. Role of RANK ligand in mediating increased bone resorption in early postmenopausal women. J Clin Invest 2003; 111: 1221-30.

20. Rogers A, Saleh G, Hannon RA, Greenfield D, Eastell R. Circulating estradiol and osteoprotegerin as determinants of bone turnover and bone density in postmenopausal women. J Clin Endocrinol Metab 2002; 87: 4470-5.

21. Canalis E. Mechanisms of glucocorticoid action in bone: Implications to glucocorticoidinduced osteoporosis. J Clin Endocrinol Metab 1996; 81: 3441-7.

22. Israel E, Banerjee TR, Fitzmaurice GM, Kotlov TV, LaHive K, LeBoff MS. Effects of inhaled glucocorticoids in bone density in premenopausal women. N Engl J Med 2001; 345:941-947

23. Kanis JA, Johannson H, oden A, Johnell O, de Laet C, Melton LJ, Tenenhouse A, Reeve J, Silman AJ, Pols H, Eisman JA, Mc Closkey EV, Mellstrom D. A meta-analysis of prior corticosteroid use and farcture risk. J Bone Miner Res 2004; 19: 893-899

24. Vidal NOA, Brändström H, Jonsson KB, Ohlsson C. Osteoprotegerin mRNA is expressed in primary human osteoblast-like cells: Down-regulation by glucocorticoids. J Endocrinol 1998; 159: 191-5.

25. Hofbauer LC, Gori F, Riggs BL, Lacey DL, Dunstan CR, Spelsberg TC, Khosla S. Stimulation of osteoprotegerin ligand and inhibition of osteoprotegerin production by glucocorticoids in human osteoblastic lineage cells: Potential paracrine mechanisms of glucocorticoid-induced osteoporosis. Endocrinology 1999; 140: 4382-9.

26. Brändström H, Bjorkman T, Ljunggren O. Regulation of osteoprotegerin secretion from primary cultures of human bone marrow stromal cells. Biochem Biophys Res Commun 2001; 280: 831-5.

27. Rubin J, Biskobing DM, Jadhav L, Fan D, Nanes MS, Perkins S, Fan X. Dexamethasone promotes expression of membrane-bound macrophage colony-stimulating factor in murine osteoblast-like cells. Endocrinology 1998, 139: 1006-1012

28. Sasaki N, Kusano E, Ando Y, Yano K, Tsuda E, Asano Y. Glucocorticoid decreases circulating osteoprotegerin (OPG): Possible mechanism for glucocorticoid induced osteoporosis. Nephrol Dial Transplant 2001; 16: 479-82.

29. Sasaki N, Kusano E, Ando Y, et al. Changes in osteoprotegerin and markers of bone metabolism during glucocorticoid treatment in patients with chronic glomerulonephritis. Bone 2002; 30: 853-8.

30. Von Tirpitz C, Epp S, Klaus J, et al. Effect of systemic glucocorticoid therapy on bone metabolism and the

osteoprotegerin system in patients with active Crohn's disease. Eur J Gastroenterol Hepatol 2003; 15: 1165-70.

31. Sezer O, Heider U, Zavrski I, Kühne CA, Hofbauer LC. RANK ligand and osteoprotegerin in myeloma bone disease. Blood 2003; 101: 2094-8.

32. Pearse RN, Sordillo EM, Yaccoby S, et al. Multiple myeloma disrupts the trance/osteoprotegerin cytokine axis to stimulate bone destruction and promote tumor progression. Proc Natl Acad Sci (USA) 2001; 98: 11581-6.

33. Kong YY, Yoshida H, Sarosi I, et al. OPGL is a key regulator of osteoclastogenesis,lymphocyte development and lymph-node organogenesis. Nature 1999; 397: 315-23.

34. Dougall WC, Glaccum M, Charrier K, et al. RANK is essential for osteoclast and lymph node development. Genes Dev 1999; 13: 2412-24.

35. Min H, Morony S, Sarosi I, et al. Osteoprotegerin reverses osteoporosis by inhibiting endosteal osteoclasts and prevents vascular calcification by blocking a process resembling osteoclastogenesis. J Exp Med 2000; 192: 463-74.

36. Teng Y-TA, Nguyen H, Gao X, et al. Functional human T-cell immunity and osteoprotegerin ligand control alveolar bone destruction in periodontal infection. J Clin Invest 2000; 106: R59-67.

37. Oyajobi BO, Anderson DM, Traianedes K, Williams PJ, Yoneda T, Mundy GR. therapeutic efficacy of a soluble receptor activator of nuclear factor κB-IgG Fc fusion protein in suppressing bone resorption and hypercalcemia in a model of humoral hypercalcemia of malignancy. Cancer Res 2001; 61: 2572-8.

38. Honore P, Luger NM, Sabino MA, et al. Osteoprotegerin blocks bone cancer-induced skeletal destruction, skeletal pain and pain-related neurochemical reorganization of the spinal cord. nature med 2000; 5: 521-8.

39. Michigami T, Ihara-Watanabe M, Yamazaki M, Ozono K. Receptor activator of nuclear factor ?b ligand (RANKL) is a key molecule of osteoclast formation for bone metastasis in a newly developed model of human neuroblastoma. Cancer Res 2001; 61: 1637-44.

40. Zhang J, Dai J, Qi Y, et al. Osteoprotegerin inhibits prostate cancer-induced osteoclastogenesis and prevents prostate tumor growth in the bone. j clin invest 2001; 107: 1235-44.

41 Kong YY, Feige U, Sarosi I, et al. Activated T cells regulate bone loss and joint destruction in adjuvant arthritis through osteoprotegerin ligand. Nature 1999; 402: 304-9.

42. Takayanagi H, Ogasawara K, Hida S, Chiba T, Murata S, Sato K, Takaoka A, Yokokchi T, Oda H, Tanaka K, Nakamura K, Taniguchi T. T-cell mediated regulation of osteoclastogenesis by signalling cross-talk between RANKL and IFN-γ. Nature 2000, 408 : 600-605.

43. Kiechl S, Werner P, Knoflach M, Furtner M, Willeit J, Schett G. The osteoprotegerin/RANK/RANKL system: a bone key to vascular disease. Review Expert Rev Cardiovasc Ther. 2006 Nov;4(6):801-11

44. Crutcher JP, Staheli LT. Combined osteotomy as a salvage procedure for severe Legg- Calve-Perthes disease. J Pediatr Orthopaedics 1992; 12: 151-156

45. Kim HWK, Morgan-Bagley S, Kostenuik P. RANKL Inhibition: A novel strategy to decrease femoral head deformity after ischemic osteonecrosis. J Bone Miner Res 2006; 21: 1946-1954

46. Bekker PJ, Holloway D, Nakanishi A, Arrighi M, Leese PT, Dunstan CR. The effect of a single dose of osteoprotegerin in postmenopausal women. J Bone Miner Res 2001; 16: 348-60.

47. Body JJ, Greipp P, Coleman RE, et al. A phase I study of AMGN-0007, a recombinant osteoprotegerin construct, in patients with multiple myeloma or breast carcinoma related bone metastases. Cancer 2003; 97(3 Suppl): 887-92.

48. McCLung MR, Lewiecki EM, Cohen SB, Bolognese MA, Woodson GC, Moffett AH, Peacock M, Miller PD, Lederman SN, Chesnut CH. Denosumab in postmenopausal women with low bone mineral density. N Engl J Med 2006, 354: 821-831

49. Bekker PJ, Holloway DL, Rasmussen AS, et al. A single-dose placebo-controlled study of AMG 162, a fully human monoclonal antibody to RANKL, in postmenopausal women. J Bone Miner Res 2004; 19: 1059-66.

50. Lewiecki EM, Miller PD, McClung MR, Cohen SB, Liu Y, Wang A, Fitzpatrick LA. Denosumab (AMG 162) inhibition of RANK ligand increases bone mineral density in postmenaopausal osteoporosis women after two years of treatment. Osteoporos Int 2006, Suppl 2: S4

51. Viereck V, Grundker C, Blaschke S, Niederkleine B, Siggelkow H, Frosch KH, Raddatz D, Emons G, Hofbauer LC Raloxifene concurrently stimulates osteoprotegerin and inhibits interleukin-6 production by human trabecular osteoblasts. J Clin Endocrinol Metab 2003 88: 4206-4213.

Index

Klinische Lehrbuchreihe

... Kompetenz und Didaktik!

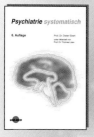

Psychiatrie *systematisch*

6. Auflage

Prof. Dr. Dieter Ebert
unter Mitarbeit von
Prof. Dr. Thomas Loew

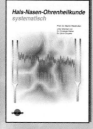

Hals-Nasen-Ohrenheilkunde *systematisch*

Prof. Dr. Martin Westhofen
unter Mitarbeit von
Dr. Christoph Matzer
Dr. Ulrich Goyens

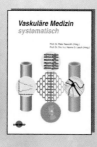

Vaskuläre Medizin *systematisch*

Prof. Dr. Peter Nawroth (Hrsg.)
Prof. Dr. Dr. h.c. Hanns G. Leich (Hrsg.)

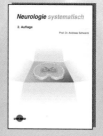

Neurologie *systematisch*

2. Auflage

Prof. Dr. Andreas Schwartz

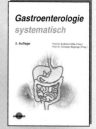

Gastroenterologie *systematisch*

2. Auflage

Prof. Dr. Burkhard Göke (Hrsg.)
Prof. Dr. Christoph Beglinger (Hrsg.)

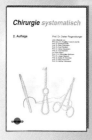

Chirurgie *systematisch*

2. Auflage

Prof. Dr. Dieter Regensburger

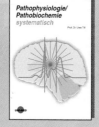

Pathophysiologie/ Pathobiochemie *systematisch*

Prof. Dr. Uwe Till

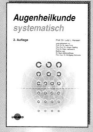

Augenheilkunde *systematisch*

2. Auflage

Prof. Dr. Lutz L. Hansen

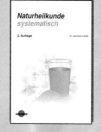

Naturheilkunde *systematisch*

2. Auflage

Dr. Manfred Heide

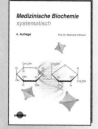

Medizinische Biochemie *systematisch*

4. Auflage

Prof. Dr. Eberhard Hofmann

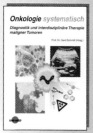

Onkologie *systematisch*

Diagnostik und interdisziplinäre Therapie
maligner Tumoren

Prof. Dr. Gerd Schmidt (Hrsg.)

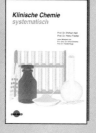

Klinische Chemie *systematisch*

Prof. Dr. Ehrhart Aich
Prof. Dr. Heinz Fiedler

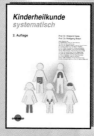

Kinderheilkunde *systematisch*

2. Auflage

Prof. Dr. Wieland Kiess
Prof. Dr. Wolfgang Biban

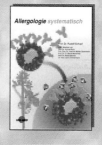

Allergologie *systematisch*

Prof. Dr. Rudolf Schopf

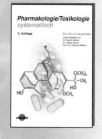

Pharmakologie/Toxikologie *systematisch*

2. Auflage

Priv.-Doz. Dr. Georg Kojda
Dr. Martin Behne
Dr. Dieter Häfner
Prof. Dr. Michael Volkpin

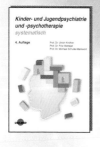

Kinder- und Jugendpsychiatrie und -psychotherapie *systematisch*

4. Auflage

Prof. Dr. Ulrich Knölker
Prof. Dr. Fritz Mattejat
Prof. Dr. Michael Schulte-Markwort

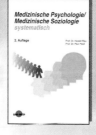

Medizinische Psychologie/ Medizinische Soziologie *systematisch*

2. Auflage

Prof. Dr. Harald Rau
Prof. Dr. Paul Pauli

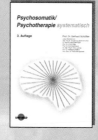

Psychosomatik/ Psychotherapie *systematisch*

3. Auflage

Prof. Dr. Gerhard Schüßler

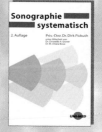

Sonographie *systematisch*

2. Auflage

Priv.-Doz. Dr. Dirk Pickuth
Dr. Christelle A. Groven
Dr. M. Chiara Bosse

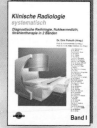

Klinische Radiologie *systematisch*

Diagnostische Radiologie, Nuklearmedizin,
Strahlentherapie in 2 Bänden

Prof. Dr. Dirk Pickuth (Hrsg.)

Band I

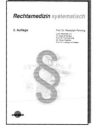

Rechtsmedizin *systematisch*

2. Auflage

Prof. Dr. Randolph Penning

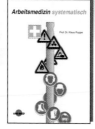

Arbeitsmedizin *systematisch*

Prof. Dr. Klaus Ruppe

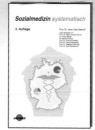

Sozialmedizin *systematisch*

2. Auflage

Prof. Dr. Jens Uwe Niehoff

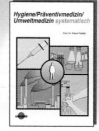

Hygiene/Präventivmedizin/ Umweltmedizin *systematisch*

Prof. Dr. Klaus Fiedler

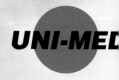

UNI-MED

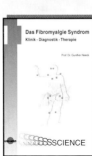
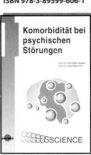
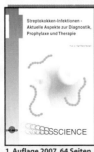
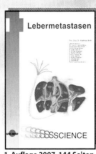
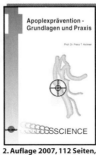
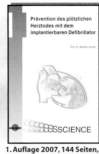
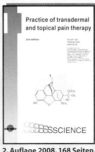
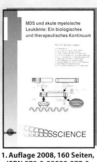
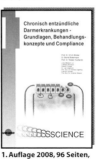
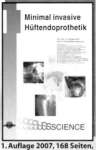
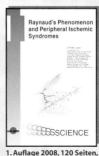
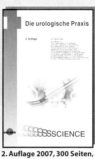
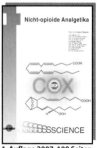
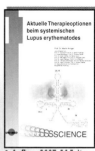
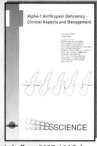
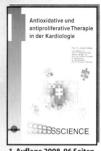

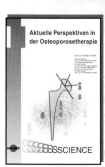
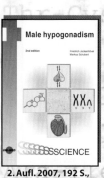
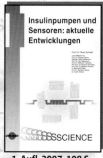
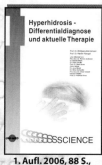
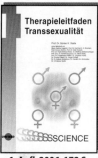
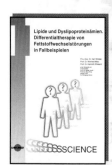
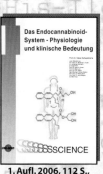
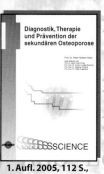
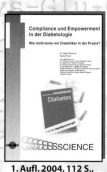
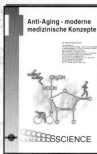
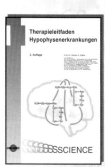
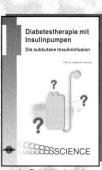
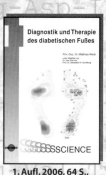
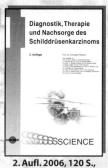
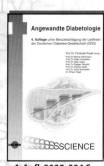